DE

L'OCCLUSION INTESTINALE

AU POINT DE VUE

DU DIAGNOSTIC ET DU TRAITEMENT

PAR

Alfred BULTEAU,

Docteur en médecine de la Faculté de Paris,
Interne en médecine et en chirurgie des hôpitaux de Paris,
Membre de la Société anatomique
et de la Société de médecine clinique de Paris.

PARIS

V. ADRIEN DELAHAYE et Cⁱᵉ, LIBRAIRES-ÉDITEURS

Place de l'Ecole-de-Médecine.

1878

DE

L'OCCLUSION INTESTINALE

AU POINT DE VUE

DU DIAGNOSTIC ET DU TRAITEMENT

DE

L'OCCLUSION INTESTINALE

AU POINT DE VUE

DU DIAGNOSTIC ET DU TRAITEMENT

PAR

Alfred BULTEAU,

Docteur en médecine de la Faculté de Paris,
Interne en médecine et en chirurgie des hôpitaux de Paris,
Membre de la Société anatomique
et de la Société de médecine clinique de Paris.

PARIS

V. ADRIEN DELAHAYE ET Cie, LIBRAIRES-EDITEURS

Place de l'Ecole-de-Médecine.

1878

DE

L'OCCLUSION INTESTINALE

AU POINT DE VUE

DU DIAGNOSTIC ET DU TRAITEMENT

INTRODUCTION.

On doit entendre par *Occlusion intestinale* tout obstacle au cours des matières fécales dans la cavité abdominale. Elle est caractérisée par un ensemble de symptômes, variables dans leur intensité et leur apparition, mais toujours les mêmes, et dont les principaux sont : les *vomissements,* la *constipation, l'absence d'émission de gaz par l'anus* et le *ballonnement du ventre.* A tous ces symptômes vient se joindre le plus souvent un état nerveux tout particulier, de la plus haute gravité, qui amène un trouble profond dans le système vasculaire et respiratoire, et qui à lui seul peut amener rapidement la mort.

A ces faits d'*occlusion mécanique* de l'intestin, on peut en opposer d'autres, d'un ordre tout différent au point de vue pathogénique, qui ne peuvent être expliqués par un obstacle matériel au cours des matières, et qui pourtant donnent naissance à des phénomènes morbides absolument identiques. Ces faits ont été étudiés par M. le Dr H. Henrot, dans une thèse remarquable parue en 1865, et décrits sous le nom de *pseudo-étranglements paralytiques* (1). La physiologie pathologique est venue éclairer ces faits cliniques d'un jour tout nouveau, et a permis de mieux interpréter leur pathogénie.

Le diagnostic de l'occlusion intestinale et de ses variétés est hérissé des plus grandes difficultés ; il exige de la part du médecin une grande sagacité et un grand esprit d'observation. Les causes d'erreurs sont nombreuses, et il est même quelquefois impossible d'éviter une méprise. Nous avons cherché, dans la première partie de notre travail, à rassembler tous les éléments de diagnostic dont peut disposer le clinicien au lit du malade. Le traitement de l'occlusion intestinale, et plus particulièrement le traitement chirurgical, fera le sujet de la deuxième partie.

Nous ne nous dissimulons pas toute la difficulté du travail que nous avons entrepris ; il eût fallu, pour bien traiter ce point si important de la chirurgie, une longue expérience des malades. Nous avons mis à profit les nombreux travaux de nos devanciers, nous les avons analysés, et c'est le résultat de ce travail analytique que nous présentons à nos juges. Nous n'avons envisagé la question qu'au point de vue clinique, et nous n'avons emprunté à la physiologie et à l'anatomie pathologiques que ce qui pouvait nous être utile pour asseoir le diagnostic et pour instituer un traitement convenable.

(1) H. Henrot. Des pseudo-étranglements que l'on peut rapporter à la paralysie de l'intestin. Th. Paris, 1865.

PREMIÈRE PARTIE

Du diagnostic de l'occlusion intestinale

L'occlusion intestinale, eu égard aux symptômes et à la marche de la maladie, se présente au clinicien sous deux aspects bien différents ; tantôt ces accidents surviennent brusquement au milieu d'un état de santé parfait ; la maladie présente dès le début un caractère de gravité extrême, elle évolue rapidement, et exige une intervention prompte et efficace : c'est l'*occlusion aiguë*. Tantôt, au contraire, les accidents apparaissent progressivement à des intervalles irréguliers ; la maladie a une évolution lente, et le médecin a le plus souvent le temps d'agir : c'est l'*occlusion chronique*. Nous étudierons séparément l'occlusion intestinale dans chacune de ses variétés.

CHAPITRE PREMIER.

Du diagnostic de l'occlusion intestinale aiguë.

Les causes anatomiques de l'occlusion intestinale aiguë sont nombreuses ; elles sont importantes à connaître, tant au point de vue du mécanisme de l'occlusion qu'au point de vue du traitement à instituer dans les différentes variétés qui peuvent se présenter. Nous les avons consignées dans le tableau synoptique suivant :

CAUSES ANATOMIQUES DE L'OCCLUSION INTESTINALE AIGUE.

1° Etranglement de l'intestin et spécialement de l'intestin grêle.

1° *Brides* épiploïques, mésentériques, péritonéales, fibreuses.
2° *Diverticulums de l'intestin* : appendice cæcal, diverticulums de l'iléon.
3° *Diverticulums péritonéaux*, primitifs, pathologiques (anciens sacs herniaires).
4° *Orifices fibreux*, naturels, accidentels.
5° *Hernies internes* : ischiatiques, obturatrices, diaphragmatiques, ventrales ou pariétales.

2° Volvulus ou torsion de l'intestin.
3° Invagination.
4° Imperforation de l'anus et du rectum.

§ 1er. — TABLEAU CLINIQUE DE L'OCCLUSION INTESTINALE AIGUE.

L'occlusion intestinale aiguë, indépendamment des nuances et des variétés qu'elle peut présenter dans son évolution, survient brusquement au milieu de la plus parfaite santé. Quelquefois, les malades ont eu antérieurement une ou deux attaques incomplètes d'occlusion qui ont cédé rapidement à un traitement approprié ; quelques coliques ont pu également être ressenties peu de temps avant les premiers symptômes de la maladie. Une *douleur* extrêmement vive, déchirante parfois, localisée en un point fixe de l'abdomen, marque le plus souvent le début de l'occlusion intestinale aiguë ; elle survient spontanément, ou sous l'influence d'une chute ou d'un effort violent. C'est au niveau où s'est produit l'étranglement que se fait ressentir la douleur; elle tend bientôt à se généraliser dans tout l'abdomen, en même temps qu'elle perd de son acuité.

Les *vomissements* ne tardent pas à apparaître; alimentaires au début, ils deviennent plus tard bilieux, puis fécaloïdes. Très-abondants dans certains cas, incoercibles, ils sont rares parfois, et ne surviennent qu'à des intervalles éloignés. Tantôt le malade rejette immédiatement tout ce qu'il prend; tantôt, au contraire, les aliments et les boissons ne sont rejetés que longtemps après leur ingestion.

Le *ballonnement du ventre* ne survient que vingt-quatre ou trente-six heures après le début des accidents; il est plus ou moins considérable suivant le siége de l'occlusion. Peu marqué et central lorsque l'obstacle existe sur l'intestin grêle, le tympanisme abdominal prend des proportions exagérées et occupe tout l'abdomen quand le cours des matières est interrompu sur la partie inférieure du gros intestin. Il est alors possible, à travers les parois abdominales, de voir se dessiner les circonvolutions intestinales distendues par les gaz et mues par des mouvements de péristaltisme et d'antipéristaltisme.

La *constipation opiniâtre et l'absence absolue d'émission de gaz par l'anus* ont, au point de vue du diagnostic, une importance extrême; elles méritent d'attirer toute l'attention du chirurgien.

La *constipation* peut n'être pas *absolue*. En effet, l'intestin peut être étranglé et l'obstacle au cours des matières et des gaz être complet, sans que pour cela les selles soient supprimées; le bout inférieur de l'intestin peut se vider soit spontanément, soit bien plus souvent sous l'influence des lavements. Il suffit d'être prévenu pour ne pas attacher d'importance à ces selles provoquées; hâtons-nous de dire qu'elles sont rejetées toujours en petite quantité, et que le malade n'en éprouve aucun soulagement. Le fait est trop connu dans les hernies étranglées pour que nous ayons besoin d'insister. Les garde-robes peuvent donc persister au début des accidents, mais la constipation ne tarde pas à devenir complète et opiniâtre, et résiste aux purgatifs les plus énergiques.

L'absence absolue d'émission de gaz par l'anus a une *valeur absolue et pathognomonique* dans l'occlusion intestinale aiguë; c'est le seul symptôme qui soit constant dans l'affection qui nous occupe. Il indique un étranglement complet de l'intestin et un obstacle matériel au cours des matières et des gaz. On devra interroger les malades avec le plus grand soin et attirer toute leur attention sur un fait auquel ils n'attachent aucune importance, qui leur échappe le plus souvent, et qui acquiert pour le chirurgien une valeur extrême. Toutefois, ces deux symptômes, constipation et absence d'émission de gaz par l'anus, ne ne sont pas absolus dans l'invagination intestinale aiguë. On observe souvent dans cette affection des selles diarrhéiques, sanglantes, accompagnées de ténesme, qui alternent avec la constipation.

Dans toute occlusion intestinale aiguë, qu'elle reconnaisse pour cause un étranglement par brides ou par diverticules de l'intestin, un volvulus ou une invagination, il y a lésion directe de l'intestin et spécialement des filets nerveux qui s'y rendent. Cette irritation des nerfs mésentériques et intestinaux se manifeste par des phénomènes nerveux réflexes; elle retentit sur tout le système sympathique abdominal et quelquefois même sur le bulbe et la moelle. Les accidents sont d'autant plus accentués que l'irritation nerveuse est plus grande.

Si l'excitation est faible ou de moyenne intensité, les

réflexes seront limités tout d'abord aux organes abdominaux (vomissements, dilatation de l'intestin, constipation); si l'excitation est considérable, elle ébranlera au loin le système nerveux et portera atteinte aux grandes fonctions de circulation, d'hématose et de calorification. Rarement l'excitation sera suffisante pour atteindre la moelle; elle détermine alors des phénomènes médullaires réflexes caractérisés par des contractures, des crampes et des spasmes tétaniques (1).

Les symptômes nerveux qui caractérisent l'occlusion intestinale se trouvent ainsi expliqués tout naturellement lorsqu'il y a lésion matérielle évidente de l'intestin, ce sont eux qui dominent la scène, et ce sont eux également qui amènent la mort dans un laps de temps relativement très-court. C'est peu après l'apparition des premiers symptômes de l'occlusion que se manifestent les phénomènes nerveux. La physionomie du malade exprime l'angoisse; son faciès est grippé et présente le type abdominal. Les traits sont tirés, les yeux excavés, entourés d'un cercle noir. Le pouls est petit, fréquent, filiforme. La température s'abaisse et descend dans l'aisselle à 36, 35,5, 35°; les extrémités sont froides et cyanosées; la respiration s'accélère et devient anxieuse; l'émission des urines diminue notablement sans cesser complètement.

La mort survient généralement du sixième au huitième jour. Dans les cas les plus graves, les malades succombent en vingt-quatre ou quarante-huit heures; c'est alors que l'on observe quelquefois des crampes dans les mollets et des

(1) Consulter: 1° le mémoire de M. le professeur Gubler: Du péritonisme et de son traitement rationnel (Journal de thérapeutique, 1876, 1877); 2° le mémoire de M. Berger, sur les accidents nerveux dans les accidents herniaires (Bull. de la Soc. de chir., 1876).

spasmes convusifs dans les muscles de l'avant-bras et de la main.

A la période ultime, l'anxiété de la respiration augmente ; cette dyspnée nerveuse est quelquefois accrue par une congestion pulmonaire des deux bases. Le pouls devient petit, misérable ; la voix s'éteint. Aux vomissements vient s'ajouter un hoquet persistant et extrêmement pénible. Une sueur froide et visqueuse couvre le corps du pauvre moribond, et jusqu'à la fin, en l'absence de complications inflammatoires, la température reste au-dessous de la normale. La prostration est extrême, bien que l'intelligence soit conservée intacte, et la mort arrive au milieu de tout cet ensemble symptomatique qui témoigne d'une déchéance complète de l'organisme.

Une péritonite suraiguë par perforation peut survenir durant le cours de la maladie ; elle passe le plus souvent inaperçue et précipite la terminaison fatale. C'est alors que l'on voit la température s'élever ; seule elle pourrait dans certains cas faire soupçonner l'inflammation du péritoine, ce qui serait une contre-indication formelle à toute intervention chirurgicale.

Il s'en faut de beaucoup que l'occlusion intestinale aiguë se manifeste toujours par des symptômes aussi nets et aussi caractéristiques. Il n'est pas rare, dit Fleury (1), « de voir des malades succomber à un étranglement interne, sans avoir présenté ni météorisme, ni douleur abdominale, pas même à la pression, ni fièvre ; la constipation, les vomissements bilieux ou stercoraux, sont les seuls phénomènes que l'on observe, et les malades s'éteignent lentement par un affaiblissement progressif. »

La douleur vive du début peut manquer, et le malade

(1) L. Fleury. Arch. gén. de méd., 3me série, t. 1, p. 102.

n'accuser que quelques coliques abdominales de peu d'intensité.

Les vomissements se montrent quelquefois dans la première phase de la maladie, puis disparaissent presque complètement ; ils surviennent rarement, à des intervalles irréguliers, et n'apparaissent de nouveau qu'à la période ultime. Le météorisme du ventre qui est souvent un peu douloureux, la constipation et l'absence absolue d'émission de gaz par l'anus, sont les seuls symptômes qui attirent alors l'attention du médecin, et lui font craindre une occlusion de l'intestin.

Il est fréquent de voir survenir une grande amélioration dans l'état du malade peu après l'apparition des premiers accidents qui ont marqué le début de l'occlusion. La douleur est beaucoup moins vive, et peut même avoir disparu; les vomissements cessent et le malade se trouve mieux; mais la constipation persiste. Cette rémission dans l'évolution de la maladie est *trompeuse, et arrête la main du chirurgien alors qu'il faudrait agir.*

§ II. — Diagnostic de l'occlusion intestinale aiguë.

Quand on se trouve près d'un malade qui présente des signes d'occlusion intestinale, il faut toujours de prime abord examiner les diverses régions qui peuvent être le siége d'une hernie de l'intestin. Par un examen assez superficiel, on s'assurera qu'il n'y a pas de hernie, ou que, tout au moins, il n'y a pas d'étranglement. Le testicule enflammé et étranglé à l'anneau pourrait quelquefois faire songer à une occlusion intestinale, il en est de même d'une adénite inguinale étranglée au niveau d'un orifice fibreux. Il suffit d'être prévenu pour ne pas se méprendre.

Voyons quelles sont les maladies avec lesquelles on pourrait confondre l'occlusion intestinale aiguë.

1º *Choléra*. — Il existe dans la science un certain nombre d'observations dans lesquelles, pour des raisons diverses, des étranglements de l'intestin survenus brusquement ont été pris pour des cas de choléra. MM. les Drs Fournier et Ollivier ont publié en 1867, dans les mémoires de la Société de biologie (1), une observation d'étranglement interne où *tous les symptômes* du choléra existaient. Une erreur fut commise, elle était presque inévitable. Les selles diarrhéiques spéciales seront souvent le seul symptôme qui mettra sur la voie du diagnostic. Dans le cas d'Ollivier et de Fournier, les selles ne furent supprimées que deux jours avant la mort.

2º *Péritonite aiguë par perforation*. — Sans contredit, une des erreurs les plus faciles à commettre, est celle qui consiste à prendre pour une occlusion intestinale aiguë une péritonite aiguë, et spécialement la péritonite aiguë par perforation. Des chirurgiens très-distingués n'ont pas été à l'abri de cette méprise ; plusieurs fois même, on a pratiqué la gastrotomie dans le but de lever l'obstacle au cours des matières, et l'ouverture de la cavité péritonéale a permis, mais trop tard, de reconnaître l'existence d'une péritonite. M. Duplay, dans un mémoire original publié dans les *Archives générales de médecine*, a cherché à élucider cette

____

(1) Fournier et Ollivier. Note sur un cas d'étranglement interne qui fut pris pour un cas de choléra épidémique. Société de biologie, 1867.

question difficile de diagnostic ; nous aurons peu à ajouter aux conclusions de son excellent travail (1).

Dans les 14 observations rapportées par M. Duplay, où des accidents de péritonite firent songer à un étranglement interne, l'autopsie vint démontrer l'existence d'une péritonite par perforation. Douze fois il y avait une perforation de l'intestin ou de l'appendice iléo-cæcal ; deux fois seulement on constata une perforation de la vésicule biliaire.

Tout dernièrement encore, M. Herbelin, interne des hôpitaux, communiqua à la Société anatomique une observation où une perforation de la vésicule biliaire détermina une péritonite suraiguë qui fit songer à un étranglement interne ; la gastrotomie fut même pratiquée (2).

Il n'est pas étonnant que dans ces 15 observations, la péritonite suraiguë par perforation ait donné lieu à des symptômes presque identiques à ceux de l'étranglement interne, et qu'une erreur ait été commise. Dans ces deux affections, en effet, les accidents surviennent brusquement, souvent au milieu de la plus parfaite santé, ils éclatent avec violence, et affectent dès le principe un caractère de haute gravité. Une douleur abdominale extrêmement vive en marque le début. Bientôt les vomissements, le ballonnement du ventre, la constipation apparaissent accompagnés de symptômes nerveux absolument identiques dans l'une comme dans l'autre maladie, et l'erreur devient presque inévitable.

Cette similitude dans la symptomatologie de deux affections aussi différentes, n'a rien qui doive nous étonner,

____

(1) Quelques faits de péritonites simulant l'étranglement interne. Arch. gén. de méd., nov. 1876, p. 513.
(2) Société anatomique. Séance du 5 juillet 1878.

puisque, de part et d'autre, les symptômes qui les caractérisent spécialement, reconnaissent pour origine directe un
trouble profond apporté dans le système nerveux sympathique abdominal. M. Henrot (1) a attribué les phénomènes
d'étranglement à la paralysie intestinale produite par
l'inflammation du péritoine, mais, dit M. Duplay (2), bien
que « cette paralysie ne puisse être mise en doute, elle ne
nous paraît pas suffisante pour expliquer un arrêt presque
complet des matières. D'autre part les vomissements fécaloïdes qui se sont montrés au moins dans 3 cas de nos
14 observations, supposent la persistance de contractions
antipéristaltiques. Aussi, quoiqu'on n'ait pas constaté à
l'autopsie une occlusion mécanique de l'intestin, nous
pensons que l'on doit tenir compte, pour expliquer les
phénomènes d'étranglement, de l'état de distension des
anses intestinales déterminant des coudes brusques, ca-
pables d'intercepter en partie le cours des matières. »
M. Duplay croit également que les fausses membranes,
qui se forment au niveau de la perforation, recouvrent les
intestins en un point limité et peuvent dans une certaine mesure, gêner ou même intercepter le cours des
matières.

M. Folet, quelques mois auparavant, avait déjà cherché
à expliquer le mécanisme des symptômes d'occlusion qui
se manifestent dans la péritonite aiguë. Les réflexions
auxquelles il se livra au sujet d'une observation de péritonite aiguë, qui fut prise pour un étranglement interne, sont
trop intéressantes et trop justes pour que nous ne les re-
produisions pas *in-extenso*.

« A la suite d'un travail morbide, lent, sourd, localisé

(1) Henrot. Loc. cit.
(2) Duplay, loc. cit., p. 539.

dans une très-minime portion de l'intestin, et n'ayant pas encore retenti sur la séreuse, une perforation se produit en un point du tube digestif, et le contenu s'échappe en plus ou moins grande abondance dane la cavité péritonéale. Immédiatement, une péritonite suraiguë se déclare ; et comme il n'y a pas de phlegmasie antérieure, et conséquemment pas d'adhérences pour limiter le mal, elle s'étend, en 15 ou 20 heures, à tout le ventre. L'un des résultats immédiats de l'inflammation est de paralyser la tunique musculaire, et c'est là ce qui fait que la constipation est un symptôme constant de la péritonite ; mais il y a des degrés dans cette paralysie, depuis la simple paresse intestinale, jusqu'à l'inertie complète. Il est probable que l'invasion rapide de la phlegmasie séreuse accentue l'intensité du phénomène par sidération des fibres lisses. Quoi qu'il en soit, supposons l'intestin paralysé, il se laissera aussitôt souffler à l'excès par les gaz, et les replis de cette masse distendue, cherchant de la place pour leur énorme augmentation de volume, glissent les uns sur les autres, se ployant et se tordant en sens divers. *Les coudes brusques, les plicatures anguleuses qui se forment aussi, peuvent diviser le tube digestif en un grand nombre de segments cessant d'être en communication les uns avec les autres, de façon que les gaz et les liquides restent emprisonnés dans l'anse qui les renferme, sans pouvoir passer dans l'anse voisine.* Tout cela n'est pas une hypothèse sans preuve, une conception *a priori*. Notre collègue. M. Cuignet, dans une note fort intéressante qu'il nous a lue, il y a un an, sur les ponctions capillaires de l'intestin (1), a rapporté

(1) Des ponctions capillaires de l'intestin, par Cuignet. Bull. méd. du Nord, 1875, p. 125.

Bulteau.

des observations et des expériences qui démontrent pé-
remptoirement la réalité des faits que j'avance. »

« Il est donc, ce me semble, suffisamment démontré que,
par le fait d'une distension extrême de l'intestin, il peut
exister un véritable arrêt des matières, une occlusion dans
le sens strict et grammatical du mot. On comprend com-
bien il serait précieux pour le chirurgien de posséder un
signe qui l'aidât à distinguer ces étranglements secondaires des obstructions par iléus, invaginations ou brides
fibreuses, qui lui permît d'épargner au malade une opération peu nuisible à la vérité, étant donnée la situation dé-
sespérée du patient, mais, à coup sûr, inutile. Malheureusement dans certains cas, tels que celui dont je viens de
rapporter l'observation, la similitude symptomatique est
telle que la confusion me paraît inévitable (1). »

Quel que soit le mécanisme physiologique qui préside à
la production des symptômes d'occlusion que l'on rencontre dans la péritonite aiguë par perforation, voyons s'il
est possible d'arriver dans certains cas à établir un diagnostic.

Le début de la péritonite est quelquefois marqué par un
grand frisson. Cette particularité est signalée dans l'observation VIII de la thèse de M. Henrot (2) ; elle passe souvent
inaperçue, parce qu'elle est masquée par la douleur vive
de la péritonite par perforation. On devra accorder au frisson initial une certaine importance, il n'existe pas dans le
début de l'occlusion intestinale aiguë.

La *température* est absolument différente dans la péritonite et dans l'occlusion intestinale aiguë ; elle peut à elle
seule, dans la plupart des cas, mettre sur la voie du dia-

(1) Bull. méd. du Nord, 1876, p. 79.
(2) Henrot. Loc. cit., p. 20.

gnostic. L'inflammation aiguë du péritoine se caractérise dès le début par une élévation considérable de la température (39°, 40°) ; dans l'étranglement interne, au contraire, le thermomètre accuse toujours dans la première période de la maladie un abaissement notable de la température. Ce n'est que plus tard, lorsque l'intestin se sphacèle et qu'une péritonite se déclare, que l'on voit la température s'élever. Nous pourrions nous résumer en disant : *dans la péritonite la température est toujours au dessus de la normale ; dans l'occlusion intestinale aiguë, sans complications, la température reste au dessous de la normale.* Nous croyons qu'il en est ainsi dans la très-grande majorité des cas. Il est évident que le diagnostic devient impossible à faire dans une période avancée de l'étranglement interne ; une péritonite se déclare, les symptômes de l'une et l'autre maladie se confondent et ne font qu'obscurcir le problème. Dans les 14 observations rapportées par M. Duplay, la température est notée sept fois ; toujours la température fut au dessus de la normale. Dans l'observation de M. Folet, la température n'est indiquée qu'approximativement :

III° Observation, le 3° jour, temp. matin 38°,6 ;

Le 4° jour, temp. matin 38°,2, (gastrotomie).

IV° Observation, le 6° jour on note *fièvre vive*.

VIII° Observation, le 3° jour on note peau chaude.

XIII° Observation, le 5° jour, temp. 38°,2.

Le 6° jour, temp. 38°,4.

Le 7° jour, temp. soir 38°,4.

Le 8° jour, temp. matin 36°.6, soir 36°.

Le 9° our, temp. 37°, opération.

XIV° Observation (Folet) pas de chaleur à la peau.

Dans l'observation de M. Herbelin la température varia entre 38° et 39°. Nous croyons que cette élévation de la température, constatée dans les premiers jours de la maladie, aurait pu mettre sur la voie du diagnostic ; et si nous avons tant insisté sur ce fait c'est que nous sommes convaincu de toute son importance pour éclairer le clinicien.

« Le *ballonnement du ventre*, et la *tympanite* ne paraissent pas, à M. Duplay (1), acquérir un développement aussi considérable dans la péritonite que dans l'étranglement interne vrai. Le météorisme qui accompagne la péritonite est égal dans toutes les régions de l'abdomen, tandis que souvent dans l'étranglement vrai, on peut constater qu'une portion du tube intestinal est seule distendue, ce qui entraîne une déformation irrégulière de l'abdomen. »

De la matité occupant la région sous-ombilicale, en rapport avec un certain degré d'épanchement dans la cavité péritonéale, serait en faveur, d'après M. Duplay, d'une péritonite. Nous ne saurions donner une grande valeur à la présence d'une certaine quantité de liquide dans le ventre, car dans un certain nombre de cas d'étranglement interne, il se produit dans la cavité péritonéale du liquide séreux, en assez grande quantité pour donner lieu à de la matité.

La douleur de la péritonite, localisée au début au niveau de la perforation, se généralise rapidement à tout l'abdomen ; dans l'occlusion intestinale aiguë, la douleur reste plus longtemps localisée, et lorsqu'elle se généralise elle a toujours son maximum d'intensité là où elle a été ressentie tout d'abord.

Nous avons déjà dit que la *constipation et l'absence absolue d'émission de gaz* par l'anus étaient constantes dans l'occlusion intestinale aiguë ; il s'en faut de beaucoup que ces symptômes existent au même degré dans la péritonite. Il est rare que les malades n'émettent pas quelques gaz par

______

(1) Duplay. Loc. cit., p. 540.

l'anus ; la constipation, loin d'être opiniâtre jusqu'à la
mort, est remplacée quelquefois par de la diarrhée.

Les *vomissements bilieux, verdâtres, porracés,* se rencontrent spécialement dans la péritonite au début ; dans une
période plus avancée de la maladie, la nature des vomissements ne nous paraît pas devoir éclairer beaucoup le diagnostic.

Comme on le voit, dit M. Duplay en terminant, c'est
plutôt par des nuances difficiles à saisir que l'on parvien-
dra, dans un certain nombre de cas, à établir le diagnostic.

L'iléus nerveux ou *passion iliaque vraie* de Sydenham,
pourrait quelquefois faire songer à un obstacle mécanique
de l'intestin, mais le début n'a pas la brusquerie ni la sou-
daineté de l'occlusion intestinale aiguë, les accidents sont
moins complets et ne donnent pas lieu à cette altération
profonde de l'organisme que l'on rencontre dans l'étranglement interne. L'iléus nerveux enfin survient souvent
chez des personnes hystériques qui ont déjà présenté des
phénomènes identiques.

Il ne suffit pas de diagnostiquer l'occlusion intestinale
aiguë, il faut encore en reconnaître la cause anatomique.
Nous devons avouer qu'il est extrêmement difficile, pour
ne pas dire impossible, d'établir en clinique une distinction
entre chacune des variétés qui peuvent se présenter. On
fera le plus souvent un diagnostic de probabilité, rarement
de certitude. Nous ferons une exception pour l'invagination qui présente des symptômes spéciaux et dont le diagnostic est plus facile à faire :

1° Chez un malade qui aura présenté antérieurement des
signes manifestes de péritonite, on pourra soupçonner un
étranglement par bride épiploïque ou fibreuse. Il sera même
possible, dans certains cas, de sentir par la palpation, à

travers la paroi abdominale, la bride qui est la cause de l'étranglement.

2° *L'étranglement par nœud diverticulaire*, d'après M. Parise (1), « est caractérisé par le début brusque des accidents, et une douleur fixe dans le côté droit de l'abdomen, entre l'ombilic et le cæcum. Le ballonnement du ventre est limité à cette région. Il y a absence complète de toute circonstance capable de faire croire à l'existence de corps étrangers, de brides pseudo-membraneuses, de rétrécissements organiques, d'invagination, etc., etc. Tels sont les signes qui peuvent faire présumer l'étranglement diverticulaire. »

Un arrêt de développement, un vice de conformation seraient en faveur de cette variété d'étranglement (2).

3° *L'étranglement interne*, reconnaissant pour cause les hernies internes, intra-abdominales n'est pas exempt de grandes difficultés.

Les *hernies diaphragmatiques* seront soupçonnées chez un malade qui aura reçu précédemment une blessure dans la région gauche du diaphragme ; on a constaté quelquefois une déviation du cœur à droite, et une douleur extrêmement vive dans la région épigastrique.

Les *hernies mésentériques, mésocoliques*, ne présentent aucun symptôme spécial et leur diagnostic est le même que celui de l'étranglement interne en général.

« Lorsque la *hernie obturatrice* est profondément cachée dans le bassin et qu'elle s'étrangle, on peut croire à un étranglement interne. Le chirurgien prévenu de l'existence possible d'une hernie dans cette région, devra redoubler

(1) Parise. Bulletins de l'Académie nationale de médecine de Paris, t. XVI, p. 373, 1851-1852.

(2) Cazin. Th. Paris, 1862. Etude anatomique et pathologique sur les diverticules de l'intestin.

d'attention, essayer d'explorer l'orifice interne du cana
sous-pubien en déprimant fortement la paroi abdominale,
très-lâche chez les vieillards, et en s'aidant du toucher par
le vagin chez la femme, par le rectum chez l'homme (1). »

L'intestin peut s'étrangler dans un ancien sac herniaire,
ou dans des diverticules du péritoine, primitifs ou pathologiques, et donner lieu à une variété d'étranglement interne décrite par MM. Parise (2) et Faucon (3). On soupçonnera cette variété d'étranglement chez un malade
autrefois porteur d'une hernie, qui actuellement est réduite.

« L'existence actuelle d'une hernie ne doit même pas
éloigner de l'esprit du chirurgien l'hypothèse d'un sac herniaire interne, le premier sac rentré, il s'en forme d'ordinaire un second à sa place; aussi doit-on attacher à la *disparition temporaire* d'une hernie, une aussi grande importance qu'à sa *disparition* définitive (4). »

Quelquefois, lorsqu'il existe une hernie externe et une
hernie interne, les deux sacs communiquent; l'étranglement n'a lieu qu'au niveau de l'orifice du sac interne. La
hernie externe peut être *aqueuse* (Cruveilhier); M. Parise
en a rapporté un exemple.

On est loin d'être fixé sur le mode de formation des diverticules péritonéaux; le but de notre travail ne nous
permet pas d'examiner cette question si intéressante.

L'intestin étranglé peut occuper quatre points différents
de la cavité péritonéale, ce qui constitue quatre variétés de
hernies :

(1) Pathologie externe de Nélaton, t. IV, p. 404.

(2) Parise. Mémoires de la Société de chirurgie, t. II.

(3) Faucon. Sur une variété d'étranglement interne reconnaissant
pour cause les hernies internes ou intra-abdominales. Arch. médéc.
1873, t. I et II.

(4) Faucon. Loc. cit., p. 66.

1° La *hernie intra-iliaque* qui se porte dans la fosse iliaque.

2° La *hernie antévésicale* qui se porte au devant de la vessie.

3° La *hernie du ligament large* qui se porte dans l'épaisseur du ligament large.

Toutes trois ont été décrites par M. Parise (1).

4° La *hernie intra-pelvienne* décrite par M. Faucon (2).

Chacune de ces variétés exige du chirurgien une exploration spéciale de l'abdomen et du bassin.

Il faut rechercher le sac dans la fosse iliaque pour la hernie intra-iliaque.

Il faut employer le toucher rectal et vaginal pour la hernie intra-pelvienne.

Le cathétérisme en provoquant de la douleur avec l'extrémité de la sonde, pourrait peut-être donner des indications utiles dans le cas de hernie antévésicale.

Le grand nombre de grossesses antérieures serait en faveur d'une hernie du ligament large. M. Parise fait remarquer en effet, que dans le cas de nombreuses grossesses, l'utérus en s'élevant dans l'abdomen, peut tirailler le ligament rond de manière à entraîner vers la cavité abdominale le collet du sac adhérent à ce ligament, et favoriser ainsi la rentrée du sac dans l'abdomen.

Chez les cryptorchides et chez les monorchides, on observe quelquefois des accidents d'étranglement interne dus à l'étranglement d'une anse intestinale dans la cavité vaginale rentrée dans l'abdomen, ou dans un sac péritonéal anormal auquel adhère le testicule. Dans le cas de

(1) Parise, Mémoires de la Société de chirurgie, t. II.
(2) Faucon. Loc. cit., p, 701.

Fages (1), ce sac était situé sur la partie antérieure et moyenne du psoas iliaque et sur la partie latérale droite du rectum,

« Dans un cas d'étranglement survenant chez un sujet monorchide, dit M. Besnier, et en l'absence de toute autre cause évidente, on serait en droit de soupçonner que les accidents sont dus à une disposition anormale, résultant de la présence du testicule dans la cavité de l'abdomen (2). »

Nous avons voulu, pour être complet, signaler ces faits de hernies internes dont la symptomatologie se confond en clinique avec celle de l'étranglement interne ordinaire ; l'intervention chirurgicale est la même dans les deux cas. Le diagnostic de toutes ces variétés d'étranglement n'est guère possible ; on ne pourra jamais que les soupçonner.

Le diagnostic de *volvulus* ou de la torsion de l'intestin ne sera pas moins difficile. Une douleur vive, ressentie subitement dans la fosse iliaque gauche, serait en faveur d'un volvulus, puisque l'on sait que l'S iliaque est surtout le siége de cette variété d'étranglement. Le ballonnement du ventre est alors extrêmement considérable. Quelquefois les malades ont présenté antérieurement des attaques incomplètes d'occlusion intestinale.

L'*invagination intestinale* peut survenir brusquement au milieu d'un excellent état de santé, et donner lieu à des accidents suraigus d'occlusion intestinale. La mort peut survenir très-rapidement, même en quelques heures chez les enfants. Ce sont les symptômes nerveux qui prédominent ; les phénomènes d'occlusion sont, en effet, généralement incomplets. Le météorisme du ventre est peu mar-

---

(1) Fages. Journal de la Société de médecine de Paris, t. VII.
(2) Besnier. Des étranglements internes de l'intestin. Paris, 1860. Mémoire auquel l'Académie décerna une médaille d'or.

qué. Les selles, loin d'être supprimées, sont fréquentes et présentent des caractères spéciaux. Elles sont diarrhéiques, sanguinolentes, constituées par un mélange de mucus et de glaires ; elles sont souvent accompagnées de ténesme. A une période avancée de la maladie, on peut trouver dans les garde-robes des débris d'intestin sphacélé. Les selles diarrhéiques sanguinolentes sont pathognomoniques de l'invagination, chez un malade qui présente les signes de l'occlusion intestinale, tout au plus, pourrait-on songer à une dysentérie, mais la palpation de l'abdomen viendra rapidement enlever tous les doutes, car elle permettra dans la très-grande majorité des cas de reconnaître la présence d'une tumeur mollasse, en forme de boudin, douloureuse à la pression et légèrement mobile. Un autre signe sur lequel Dance a attiré autrefois l'attention, acquiert dans cette variété d'occlusion une valeur extrême. Dans les invaginations iléo-coliques, et iléo-cæcales qui sont les plus fréquentes, l'absence du cæcum et du côlon ascendant dans la fosse iliaque droite et dans le flanc droit donne lieu à *une certaine dépression* dans ce côté, tandis qu'à gauche, on remarque un *renflement longitudinal*, une tumeur plus ou moins volumineuse (*sausage like, sausage-shaped* des Anglais) produite par la masse de l'invagination (1). C'est à l'aide de cette donnée, jointe à l'ensemble des symptômes généraux, que le diagnostic pourra souvent être très-précis non—seulement sur la nature de l'affection, mais encore sur son siége.

Pour nous résumer nous dirons : on diagnostiquera à coup sûr une invagination intestinale aiguë lorsqu'on se

(1) Dance. Mémoire sur les invaginations morbides des intestins, p. 211. Répertoire général d'anatomie et de physiologie pathologiques de Breschet, 1826.

trouvera en présence d'un malade chez lequel on constatera, avec les principaux symptômes de l'occlusion de l'intestin, une tumeur cylindrique, mollasse, dans un point quelconque de l'abdomen, et des selles sanguinolentes accompagnées de ténesme.

CHAPITRE II

Du diagnostic de l'occlusion intestinale chronique.

Les causes anatomiques de l'occlusion intestinale chronique sont toutes différentes de celles de la première variété clinique que nous avons étudiée; il n'est donc pas étonnant que l'évolution de la maladie ne soit pas la même. Dans l'occlusion intestinale aiguë, le calibre de l'intestin est subitement supprimé; dans l'occlusion intestinale chronique, au contraire, ce n'est que lentement et progressivement que l'intestin est occlus.

Souvent même le cours des matières est seulement gêné, et si des accidents analogues à ceux de l'occlusion intestinale aiguë viennent à apparaître, ils ont toujours été précédés par les signes de l'occlusion incomplète de l'intestin. Le tableau suivant rendra bien compte de la manière dont se produit l'occlusion intestinale chronique.

CAUSES ANATOMIQUES DE L'OCCLUSION INTESTINALE CHRONIQUE.

1º Invagination chronique.

2º Rétrécissements..
- 1º Cancéreux.
- 2º Fibreux.
- 3º Syphilitiques.

3º Obstruction .....
- 1º Corps étrangers (fruits, calculs biliaires, vers intestinaux, etc.).
- 2º Polypes.
- 3º Matières fécales.

4º Compression.....
- 1º Organes abdominaux hypertrophiés, dégénérés.
- 2º Tumeurs solides et liquides.

5º Flexions anormales (coudes brusques).

6º Adhérences de l'intestin (péritonite ancienne).

7º Paralysie de l'intestin.

§ 1. — TABLEAU CLINIQUE DE L'OCCLUSION INTESTINALE CHRONIQUE.

L'occlusion intestinale chronique présente un début lent, insidieux, qui passe souvent inaperçu, ce n'est qu'à la dernière phase de la maladie qu'apparaissent des signes non douteux d'occlusion. D'autres fois, ces symptômes caractéristiques de l'occlusion se manifestent d'emblée, comme dans l'invagination chronique, mais ils sont toujours moins marqués, moins absolus que dans la forme aiguë ; ils n'offrent que très-rarement ce caractère de haute gravité que nous avons signalé dans cette dernière.

La *douleur* vive, intense, qui caractérise le début de l'occlusion intestinale aiguë n'existe pas ; elle est toujours peu marquée, diffuse, intermittente, consistant en quelques coliques abdominales qui ne présentent aucun caractère spécial.

Le ballonnement du ventre est souvent incomplet ; exceptionnellement on observe ce tympanisme exagéré, qui témoigne d'une occlusion complète de l'intestin.

La *constipation* n'est jamais absolue, elle alterne assez souvent avec la diarrhée (débacle). De même les malades émettent des gaz par l'anus, même lorsque la constipation est devenue opiniâtre. Dans la grande majorité des cas, l'occlusion de l'intestin est incomplète, et la diminution de son calibre, tout en s'opposant à la libre circulation des fèces, n'est pas suffisante pour mettre obstacle à l'issue des gaz par l'anus. Dans l'invagination intestinale chronique, les selles, loin d'être supprimées, sont diarrhéiques, sanglantes, accompagnées de ténesme.

Les vomissements sont rares, et surviennent irrégulièrement, à de longs intervalles; ils sont alimentaires, muco-so-bilieux dans le principe; ils ne deviennent fécaloïdes que lorsque la maladie est à une période avancée de son évolution.

Quant aux *accidents nerveux* ils peuvent manquer pendant presque toute la durée de l'occlusion; ils en constituent souvent les accidents ultimes. Le facies se grippe, la température s'abaisse, le pouls devient misérable. Le malade tombe dans la prostration et la mort arrive au milieu du marasme le plus complet. Tantôt le malade succombe à l'épuisement nerveux, tantôt au développement d'une péritonite qui survient comme complication dans le cours de la maladie.

Il n'est pas rare de voir se développer subitement, dans le cours de l'évolution de l'occlusion intestinale chronique, des accidents analogues à ceux qui caractérisent l'occlusion intestinale aiguë, à tel point que si l'on ne tenait pas compte des symptômes antérieurs, on pourrait commettre une erreur et croire à un véritable étranglement de l'intestin. La mort survient très-rapidement après l'apparition de ces accidents aigus.

Souvent on voit les symptômes de l'occlusion disparaître momentanément, soit spontanément, soit sous l'influence d'un traitement approprié. Une débacle est fréquemment l'origine d'un amendement considérable dans la manifestation des accidents; une guérison complète et définitive peut même s'ensuivre, comme dans l'obstruction intestinale par un amas de matières fécales.

§ II. — DIAGNOSTIC DE L'OCCLUSION INTESTINALE CHRONIQUE.

Le diagnostic de l'occlusion intestinale chronique n'offrira jamais de bien grandes difficultés; l'apparition lente et progressive de tous les symptômes qui témoignent d'une diminution de calibre de l'intestin indiquera suffisamment au chirurgien la véritable origine des accidents que présentera le malade, pour que nous soyons dispensé d'insister plus longuement. Qu'il nous suffise de dire que, dans certains cas, on voit survenir une attaque d'occlusion intestinale aiguë dans le cours d'une occlusion intestinale chronique; en interrogeant le malade, on rétablira facilement l'ordre des faits.

II. *Diagnostic des différentes variétés d'occlusion intestinale chronique.*

1° *Invagination chronique.* — Le diagnostic de l'invagination intestinale chronique offre quelquefois de réelles difficultés; nous ne croyons pas pouvoir mieux faire que de rappeler textuellement ce que dit à ce sujet M. Rafinesque (1) :

« En ne tenant compte que des faits où l'autopsie, la gastrotomie, l'élimination spontanée, ont prouvé l'existence de l'invagination, on remarque que sur 56 observations, le diagnostic exact n'a été porté que dix fois, je pense cependant qu'un diagnostic, et un diagnostic précis, pourra être porté dans un grand nombre de cas, et que si la maladie a été aussi souvent méconnue, c'est que l'attention n'ayant pas été suffisamment attirée sur son existence, sa probabilité n'est pas assez souvent venue à l'esprit. Il est résulté pour moi de l'étude à laquelle je me suis livré, la

____

(1) Rafinesque. Etude sur les invaginations intestinales chroniques Th. Paris, 1878, p. 168.

conviction que dans beaucoup de cas, peut-être même dans la majorité des manifestations de cette maladie, elle pourra et devra être reconnue. C'est là, du reste, l'opinion de plusieurs des auteurs qui se sont le plus occupés de l'intussusception intestinale. Il faut ajouter que pour réussir, tous les moyens d'exploration dont nous pourrons disposer doivent être mis en œuvre, et tout spécialement le toucher rectal et le palper, facilité au besoin par l'emploi du chloroforme. »

« Une douleur intermittente ou paroxystique (*symptôme constant*) ; des vomissements alimentaires d'abord, puis souvent bilieux, quelquefois mélangés de sang, très-rarement stercoraux ; des alternatives de diarrhée et de constipation, des selles souvent muco-sanguinolentes et accompagnées de ténesme, l'existence d'une tumeur appréciable à travers la paroi abdominale et souvent par le rectum, offrant des caractères spéciaux, tels sont les signes capitaux de la maladie. La marche, quelquefois continue, est beaucoup plus souvent interrompue par des rémissions variables dans leur durée et dans leur degré. Cependant après un temps qui est de trois mois en moyenne, mais qui peut dépasser un an, après une altération profonde de la santé qui simule une affection constitutionnelle, la maladie se termine par le marasme et la cachexie, quand une complication aiguë n'est pas venue en abréger la durée. »

En un mot, des douleurs abdominales assez vives, des selles muco-sanguinolentes accompagnées de ténesme, des vomissements, la présence d'une tumeur mollasse, cylindrique, dans l'abdomen, faisant quelquefois issue par l'anus, ou susceptible d'être reconnue par le toucher rectal, tels sont les principaux éléments de diagnostic qui permettront le plus souvent de reconnaître l'invagination.

2° *Le rétrécissement de l'intestin* de quelque nature qu'il soit, donne lieu en clinique à un ensemble symptomatique spécial. Les signes d'occlusion sont lents et progressifs ; lorsque le calibre de l'intestin sera complètement supprimé, on verra alors se développer des accidents extrêmement graves, analogues à ceux de l'occlusion intestinale aiguë, et qui amèneront rapidement la mort.

La constipation paraît être le premier symptôme de cette variété d'occlusion, elle est souvent précédée et accompagnée de coliques abdominales qui cessent lorsque les matières ont repris leur cours. Au début, la constipation cède facilement aux lavements et aux purgatifs ; plus tard, lorsque le rétrécissement est plus prononcé, elle est plus rebelle, elle persiste dix jours, quinze jours quelquefois ; les douleurs abdominales sont alors extrêmement vives, le ballonnement du ventre est considérable ; des vomissements alimentaires, bilieux parfois même fécaloïdes surviennent, et l'état du malade semble réellement très-grave, quand tout à coup arrive la débâcle, soit spontanément, soit sous l'influence d'un purgatif énergique. Le malade a des garde-robes très-nombreuses, et très-rapprochées, constituées par des matières demi-molles ou franchement diarrhéiques. La débâcle a été l'origine et le point de départ d'un amendement considérable dans l'état du malade ; les vomissements le ballonnement du ventre, les douleurs abdominales ont disparu, l'appétit même renaît et la guérison peut sembler assurée, mais la nouvelle série de phénomènes ne tarde pas à se reproduire et la mort survient soit sous l'influence d'une péritonite par perforation de l'intestin au niveau du rétrécissement, soit sous l'influence d'une cachexie profonde, et le malade succombe dans le marasme le plus complet ; quelquefois ce sont des accidents d'occlusion intestinale aiguë qui emportent le malade en quelques jours.

Bulteau.

3

Le tableau clinique que nous venons de tracer rendra généralement assez facile le diagnostic de cette variété d'occlusion. Le toucher rectal, si le rétrécissement siège à la partie inférieure du rectum ne laissera aucun doute sur la nature de l'occlusion. C'est alors que les selles du malade sont aplaties, rubanées, comme passées à la filière. L'exploration rectale par la méthode de Simon d'Heidelberg fera connaître la présence d'un rétrécissement à la partie supérieure du rectum et rendra de véritables services dans les cas douteux. Il sera quelquefois plus difficile de savoir à quelle espèce de rétrécissement on a affaire.

Le *rétrécissement cancéreux* de l'intestin ne présente pas généralement de bien grandes difficultés au point de vue du diagnostic. La présence d'une tumeur siégeant sur le trajet du gros intestin, des symptômes manifestes de cachexie donneront au chirurgien de grandes probabilités, sinon une certiude sur la nature cancéreuse du rétrécissement L'exploration du rectum est toujours indispensable, elle donnera les renseignements les plus précieux si la tumeur est accessible.

Le *rétrécissemeut syphilitique* de l'intestin a pour siége d'élection l'extrémité inférieure du rectum, à 0,04 ou 0,05 centim. de l'anus; il est circulaire, inégal, et induré. Il s'observe spécialement chez la femme. A tous ces caractères, il se reconnaitra facilement. Les antécédents et les renseignements fournis par le malade viendront confirmer le diagnostic qui est d'ordinaire assez facile.

Le *rétrécissement cicatriciel* pourra être soupçonné chez un individu qui accusera comme maladie antérieure la dysentérie. Les ulcérations de la fièvre typhoïde et de la tuberculose donnent rarement lieu à des rétrécissements de cette nature; on en a pourtant cité quelques observations.

Le traumatisme peut être quelquefois l'origine du développement d'un rétrécissement fibreux ; les accidents d'occlusion peuvent même se développer peu de temps après le traumatisme. Notre collègue et ami M. Béringier, interne des hôpitaux, a rapporté, dans les bulletins de la Société anatomique, une observation très-intéressante ayant trait à un rétrécissement fibreux, suite de traumatisme (1). Les renseignements fournis par le malade pourront seuls mettre le chirurgien sur la voie du diagnostic. Quant aux rétrécissements dus à *l'hypertrophie des parois intestinales* (musculaire, fibreuse) il sera impossible de les reconnaître ; ils n'ont aucune symptomatologie spéciale.

L'*Obstruction intestinale ou engouement intestinal spontané*, due à une accumulation de matières fécales se reconnaîtra aux caractères suivants : elle surviendra chez un individu en bonne santé, sujet à une constipation habituelle ; antérieurement il aura pu présenter déjà des accidents d'obstruction qui auront cédé facilement à un traitement approprié. La présence d'une tumeur mollasse, douloureuse à la pression dans l'une quelconque des fosses iliaques, des vomissements bilieux, quelquefois fécaloïdes, constituent des symptômes presque caractéristiques. L'administration d'un purgatif énergique amènera une débâcle qui fera disparaître rapidement tous les accidents.

L'*obstruction intestinale par corps étrangers* (noyaux de cerises, de prune, pépins de raisins) ne pourra se diagnostiquer que d'après les renseignements fournis par le malade.

Très-rarement, les *vers intestinaux* accumulés dans l'intestin ont pu déterminer une occlusion complète ; on soupçonnera cette variété d'occlusion chez un enfant qui aura déjà rejeté dans ses selles une grande quantité de vers.

(1) Beringier. Bull. Soc. anat. 1877, p. 86.

Les *polypes de l'intestin* ne donnent lieu à aucun symptôme spécial qui permette de les reconnaître pendant la vie. On sait qu'ils sont une cause fréquente d'invagination.

Il sera généralement assez facile de reconnaître une *occlusion de l'intestin due à une compression de cet organe par une tumeur quelconque.* Certains kystes de l'ovaire, certaines tumeurs fibreuses de l'utérus, certaines tumeurs cancéreuses développées au voisinage du tube intestinal, peuvent diminuer suffisamment le calibre de l'intestin pour amener tous les accidents de l'occlusion. Le palper abdominal, le toucher rectal et vaginal ne laisseront pas longtemps le chirurgien dans le doute sur la cause des accidents d'occlusion.

Nous abordons enfin l'étude de certaines variétés d'occlusion intestinale chronique qui présentent en clinique des difficultés extrêmes, au point de vue du diagnostic et dont la physiologie pathologique n'est pas encore bien connue. Nous voulons parler des occlusions intestinales qui reconnaissent pour cause des *flexions anormales* dues soit à des adhérences péritonéales, soit *à une paralysie de l'intestin.*

A. *Flexions anormales des anses intestinales, dues à des adhérences péritonéales.*

Lorsqu'une portion d'intestin, dit M. Besnier [1], a contracté avec les parties voisines des adhérences morbides, elle est partiellement frappée « d'une immobilité qui apporte un obstacle plus ou moins considérable à la libre circulation des matières. Si à ces conditions défavorables viennent se joindre des inflexions plus ou moins prononcées, et plus ou moins multipliées de la portion d'intestin adhérente, l'obstacle au cours des matières peut devenir considérable, complet, et amener la mort par lui-même. »

(1) Des étranglements internes de l'intestin, p. 158, Paris, 1860.

Ces sinuosités de l'intestin, ces flexions à angle plus ou moins aigu qui donnent à l'organe une direction en x, gênent le cours des matières et produisent à un moment donné, l'*engouement intestinal* (vomissements, ballonnement du ventre, constipation souvent incomplète et non persistante). Le cours des matières intestinales pourraient même être complètement interrompu, d'après M. Besnier, dans les inflexions à angle aigu.

Chose remarquable, les adhérences générales de l'intestin ne s'accompagnent pas d'un trouble notable dans le cours des selles ; au contraire, ce trouble existe d'une manière positive quand des adhérences peu étendues occupent l'excavation du bassin, et maintiennent dans une position déclive et manifestement vicieuse quelques anses d'intestin (1).

L'intestin peut contracter des adhérences avec l'utérus, la vessie, avec le plancher de l'excavation pelvienne, avec un kyste de l'ovaire, etc., etc. D'une manière générale, toutes les affections de l'utérus, susceptibles de déterminer une péritonite pelvienne, peuvent produire ces adhérences de l'intestin. La péritonite tuberculeuse peut également amener le même résultat. On conçoit facilement que dans ces conditions l'engouement intestinal se produise presque fatalement, puisque, en raison de ces adhérences anormales, les matières ont à franchir une série d'obstacles successifs avant d'arriver à l'extrémité du tube digestif.

Les accidents de rétention stercorale dus à des inflexions de l'intestin sont souvent mal caractérisés au début. Le malade se plaint de coliques abdominales ; peu violentes d'abord, elles deviennent plus vives lorsque l'engouement

(1) Cossy. Mémoire de la Société médicale d'observation, 3ᵐᵉ vol., 1856.

intestinal est plus accentué. La constipation, qui est un
des faits dominants de cette variété d'occlusion, alterne
souvent avec la diarrhée. A une certaine période de la
maladie, elle devient plus opiniâtre, le ventre se ballonne,
les vomissements apparaissent, et le médecin se trouve en
présence d'une véritable occlusion intestinale. Quelquefois les accidents disparaissent spontanément, ou sous
l'influence d'un purgatif ou d'un lavement ; d'autres fois,
les accidents persistent au grand complet, ou se renouvel-
lent à courte échéance, et la mort survient presque fatalement.

Le diagnostic sera le plus souvent extrêmement difficile,
et même impossible. Les antécédents mettront seuls sur
la voie du diagnostic. Une péritonite chronique ancienne,
l'inflammation antérieure d'un organe quelconque de la
cavité abdominale, et principalement de la cavité pelvienne,
feront songer à un engouement intestinal dû à des inflexions de l'intestin. Le palper abdominal, le toucher vaginal aideront au diagnostic. Il sera possible, dans certains cas, par le palper abdominal, de reconnaître en un
point plus douloureux de l'abdomen un empâtement assez
limité, et présentant tous les caractères de la tumeur stercorale ; le diagnostic, eu égard aux antécédents du malade,
serait alors singulièrement facilité.

B. *Des occlusions intestinales dues à la paralysie de l'intestin.* — C'est le Dr Henrot qui le premier a fait connaître
cette variété d'occlusion, et l'a décrite sous le nom de
pseudo-étranglement paralytique de l'intestin. Il distingue
deux variétés au point de vue étiologique : la paralysie
due à une altération de la tunique musculaire, et la
paralysie due à un trouble nerveux quel qu'il soit, de nature réflexe ou non. Depuis la publication de ce travail

remarquable, on attribue généralement à la paralysie de l'intestin tous les accidents d'occlusion intestinale qui surviennent chez un grand nombre de malades, alors qu'il n'y a aucun obstacle mécanique au cours des matières reconnu à l'autopsie.

Nous sommes loin de partager cette manière de voir, et nous croyons que l'on a beaucoup exagéré l'importance de la paralysie de l'intestin pour expliquer les phénomènes d'occlusion. Nous avons déjà vu, à la page 16, MM. Folet et Duplay chercher à mettre en doute l'action prédominante de la paralysie de l'intestin, sur le développement de tous les accidents qui caractérisent l'occlusion. Les vomissements fécaloïdes, en effet, dit M. Duplay, qu'on observe dans un certain nombre d'observations, témoignent de la persistance des mouvements antipéristaltiques de l'intestin, et éloignent alors par ce fait même toute idée de paralysie.

Pour nous, le doute n'est pas possible, *dans les pseudo-étranglements de l'intestin*, tous les signes d'occlusion qui se manifestent sont dûs à un *trouble de l'innervation sympathique abdominale, trouble dont la cause nous échappe le plus souvent*, mais qui, bien certainement, ne reconnaît pas pour cause première la paralysie intestinale. L'étranglement du testicule dans le canal inguinal, la compression de l'ovaire, certaines adénites du pli de l'aine, etc., donnent lieu à une série de symptômes absolument identiques à ceux qui caractérisent l'étranglement de l'intestin ; mais tout cet ensemble symptomatique, loin d'être sous la dépendance d'une paralysie intestinale réflexe, comme le dit M. Henrot (1), est dû à une perturbation réflexe du système nerveux abdominal qui à elle seule détermine tous les accidents. La paralysie de l'intestin, *si tant est qu'elle existe*

(1) Loc. cit., p. 81.

dans ces cas, n'est qu'un effet de cette même perturbation nerveuse.

Donc pour nous, la paralysie de l'intestin n'est pas une cause d'occlusion intestinale, et nous ne l'avons fait figurer dans notre tableau, page 28, que pour nous conformer à la manière de voir de nos devanciers.

Quelle que soit du reste la théorie que l'on mette en avant pour expliquer l'origine des pseudo-étranglements, il est de toute importance de porter un diagnostic et de distinguer au lit du malade l'occlusion vraie, de la fausse. Nous devons avouer que le diagnostic est entouré des plus grandes difficultés, et souvent insurmontables même pour les praticiens les plus exercés.

Le début des accidents est souvent mal caractérisé et insidieux ; ils évoluent lentement et progressivement. Très-rarement le début est brusque et la marche rapide. Les signes qui caractérisent l'occlusion intestinale n'existent pas fréquemment au grand complet. Les vomissements n'apparaissent qu'irrégulièrement et ne sont fécaloïdes que longtemps après le début de l'affection. La constipation est loin d'être absolue, elle est un fait dominant dans les pseudo-étranglements, mais elle n'est que très-rarement complète et opiniâtre, comme dans l'occlusion vraie. De même, il est bien rare que le malade n'*ait pas émis quelques gaz par l'anus*. La guérison est assez fréquente, soit que les accidents disparaissent spontanément, soit qu'un bon traitement ait enrayé la marche de la maladie. La mort survient dans la fausse occlusion par épuisement nerveux.

Pour nous résumer nous dirons : on ne fera le diagnostic des pseudo-étranglements de l'intestin, que par exclusion, et l'on n'arrivera le plus souvent qu'à un diagnostic de probabilité.

CHAPITRE III.

Du diagnostic du siége de l'occlusion intestinale.

Il ne suffit pas d'avoir diagnostiqué une occlusion intestinale, et d'en avoir reconnu la variété anatomique, il faut encore rechercher quel peut être le siége de l'obstacle aux cours des matières. Bien que souvent, cette recherche offre des difficultés insurmontables, il n'en est pas moins vrai que dans certains cas, il est possible d'arriver sinon à un diagnostic précis, du moins à un diagnostic probable. C'est par l'étude attentive et raisonnée des signes physiques et fonctionnels présentés par le malade, que l'on arrivera quelquefois à trouver la solution de ce problème difficile. La statistique du siége de 1137 cas d'occlusion intestinale que nous donnons ci-après, permettra d'arriver plus souvent à éclaircir ce point si obscur du diagnostic.

Statistique du siége de l'occlusion intestinale

1º *Invaginations*. Au point de vue du siége, les invaginations peuvent se diviser en trois catégories : invaginations de l'intestin grêle ; invaginations iléo-cæcales, iléo-coliques ; invaginations du gros intestin seul. Les invaginations iléo-cæcales sont les plus fréquentes.

	Intestin grêle.	Iléo-cæcales-coliques.	Gros intestin.	Totaux.
John Gay..........	35	35	6	76
Rafinesque..........	8	39	8	55
Leichtenstern.....	26	109	41	176
Brinton............	80	140	30	250
Besnier............	12	15	30	57
Duchaussoy........	36	31	25	92
Haven............	23	23	11	57
Totaux....	220	392	151	763

2° Rétrécissements.

	Intestin grêle.	Gros intestin.	Totaux.
Besnier............	9	17	26
Duchaussoy.........	9	44	53
Coupland et Morris.	4	59	63
Haven............	1	23	24
Totaux....	23	143	166

Nous donnons à la page 91 la statistique du siége des rétrécissements cancéreux ; sur 108 rétrécissements d cette nature, 72 fois le cancer siégeait sur le trajet de l'*S* iliaque et du rectum. Les rétrécissements cancéreux de l'intestin grêle sont *extrêmement rares, et le plus souven ils sont secondaires.* (1)

3° Etranglements par l'appendice cæcal, les diverticules de l'intestin, et les brides fibreuses et péritonéales.

	Intestin grêle.	Gros intestin.	Totaux.
Duchaussoy........	60	7	67
Besnier............	38	7	45
Haven............	35	4	39
Totaux....	133	18	151

(1) Les rétrécissements cancéreux de l'intestin grêle ont été observés le plus souvent au niveau de la seconde portion du duodénum. Les symptômes d'occlusion font généralement défaut ; un ictère chronique, par rétention, se rencontre fréquemment par suite de la dégénérescence cancéreuse de la paroi intestinale, au niveau de l'ampoule de Vater.

Cette variété d'occlusion siége dans la grande majorité des cas sur l'intestin grêle et presque toujours à la partie inférieure de l'iléon. Nous avons lu un grand nombre d'observations où il est spécifié que l'étranglement siégeait à la fin de l'iléon.

4° *Volvulus.*

	Intestin grêle.	Gros intestin.	S. iliaque.	Totaux.
Léger	0	2	2	2
Duchaussoy.......	8	13	5	21
Besnier...........	2	7	4	9
Totaux......	10	22	11	32

Le volvulus siége souvent sur le gros intestin. L'*S* iliaque en est le siége le plus fréquent.

5° *Compression.*

	Intestin grêle.	Gros intestin.	Totaux.
Duchaussoy........	6	16	22
Haven.............	3	2	5
Totaux......	9	18	27

Les compressions par les tumeurs abdominales s'exercent surtout sur le rectum et l'*S* iliaque.

La forme spéciale du ventre, la nature et la fréquence des vomissements, la présence d'une tumeur dans la cavité abdominale. la douleur locale primitive ; les troubles de la sécrétion urinaire, le moment d'apparition et le degré d'intensité des phénomènes généraux, tels sont les différents éléments de diagnostic ; nous allons aussi brièvement que passible, apprécier la valeur de chacun d'eux.

1°*Forme du ventre* — Il y a longtemps que le professeur Laugier (1) a attiré l'attention des chirurgiens sur la forme

(1) Bulletin chirurgical. t. I, p. 245.

spéciale que présente le ballonnement du ventre dans les différentes varités d'occlusion intestinale, suivant le siége que peut occuper l'obstacle au cours des matières. S'il est peu important, dit-il, pour l'opération de la hernie étranglée de savoir quelle est la portion d'intestin incarcérée, il n'en est pas de même pour l'occlusion intestinale. Le diagnostic du siége, au contraire, acquiert ici une importance considérable, et il n'est pas impossible, *du moins au début des accidents*, de reconnaître, d'après le degré de météorisme du ventre, et d'après la forme spéciale qu'il présente, si l'obstacle siége sur l'intestin grêle ou sur le gros intestin.

L'obstacle siége-t-il sur l'intestin grêle? le ventre est tendu, volumineux dans les *régions épigastrique, ombilicale* et *hypogastrique.* comme il le serait dans une grossesse de six mois et demi à sept mois ; tandis que les flancs et les deux fosses iliaques sont déprimés et souples.

L'obstacle siége-t-il sur le gros intestin? dès le principe, la distension gazeuse du ventre est portée à un degré considérable ; la *distension est générale et égale partout.*

C'est surtout dans l'étranglement interne que le météorisme du ventre pourra servir pour le diagnostic du siége. Hâtons-nous de dire que ce signe n'aura de valeur qu'au début des accidents ; plus tard, en effet, soit sous l'influence d'une péritonite, soit sous l'influence d'une action réflexe paralysante du sympathique abdominal, soit sous une influence purement mécanique, tout l'intestin se laisse distendre par des gaz.

2° *Tumeur abdominale.* — La présence d'une tumeur dans le ventre aura pour le chirurgien une importance extrême, il pourra non-seulement connaître alors les rapports qu'affecte l'obstacle avec les parois abdominales, mais encore déterminer souvent avec précision le point de l'intestin qui est le siége de l'occlusion.

D'après les nombreux documents dont nous avons pris connaissance pour la rédaction de ce travail, nous pouvons émettre le principe suivant : Lorsque chez un malade qui présente des phénomènes d'occlusion intestinale, on constate par la palpation abdominale, soit une tuméfaction profonde, soit une tumeur, quels que soient son volume et sa forme, il est très-probable que l'obstacle siége sur le gros intestin ; les tumeurs siégeant sur le trajet de l'intestin grêle, et susceptibles d'oblitérer son canal, sont *rares relativement à celles du gros intestin*. Les statistiques ne laissent aucun doute à cet égard ; elles nous montrent que le cancer isolé de l'intestin grêle ne se rencontre presque jamais, que les invaginations du gros intestin sont de beaucoup les plus fréquentes, que le volvulus siége très-souvent au niveau de l'*S* iliaque ou sur le trajet du gros intestin. Quant aux tumeurs stercorales, on sait que le cæcum à droite, et l'*S* iliaque à gauche, en sont le siége presque exclusif.

Les rapports de la tumeur avec les parois abdominales permettent fréquemment de préciser la partie du gros intestin qui en est le siége. Toute tumeur de la fosse iliaque droite siégera dans le cæcum ; toute tumeur de la fosse iliaque gauche siégera au niveau de l'*S* iliaque. De même toute tumeur occupant les flancs siégera au niveau des côlons ascendant et descendant.

Le toucher rectal, et l'exploration rectale, par la méthode de Simon d'Heidelberg, devront toujours être pratiqués ; seuls, ils pourront faire connaître le siége et la nature de l'occlusion dans le cas où une tumeur occuperait l'extrémité inférieure du tube digestif.

3° *Vomissements.* — On a exagéré l'importance des vomissements au point de vue du diagnostic du siége de l'occlusion intestinale. On s'accorde généralement à admettre

que lorsque l'obstacle siége sur l'intestin grêle, les vomissements, stercoraux ou non, *sont précoces et persistants ;* au
contraire, lorsqu'il siége sur le gros intestin, ils *se montrent plus tardivement et sont rares.* Cossy considère,
d'après une statistique de 46 observations, que les vomissements fécaloïdes se rencontrent beaucoup plus fréquemment dans l'occlusion de l'intestin grêle que dans celle du
gros intestin. Les résultats de M. Besnier ont été un peu
différents, de telle sorte qu'il est difficile de donner aux vomissements fécaloïdes une valeur réelle au point de vue du
diagnostic du siége.

Les vomissements fécaloïdes sont d'origine réflexe, et le
point de départ de cette action réflexe peut siéger dans le
petit comme dans le gros intestin, il n'est donc pas étonnant qu'on les rencontre dans toute occlusion, quel qu'en
soit le siége. Nous admettrions volontiers l'opinion de
Hinton et Annandale (1): L'existence précoce des vomissements fécaloïdes et leur ténacité, témoignent presque toujours d'une occlusion complète de l'intestin ; *ils ne peuvent
donner aucune indication sur le siége de l'étranglement.*
Bryant professe absolument les mêmes idées dans son travail remarquable sur le traitement chirurgical de l'occlusion
intestinale (2).

4° *Troubles de la sécrétion urinaire.* — C'est en Angleterre que l'on a étudié surtout les modifications de la sécrétion urinaire dans les différentes variétés d'occlusion intestinale, et qu'on y a attaché une certaine importance au point
de vue du diagnostic du siége. D'après Barlow (3), la sécrétion
urinaire serait d'autant moins abondante que l'obstacle sié-

(1) Edimburg méd. journ., fév. 1871 et Arch. méd. 1871, p. 742.
(2) Bryant. In the Lancet, 1878, p. 712.
(3) Barlow. Guy's hospital reports, 2mo série, vol. 11.

gerait plus près de l'estomac ; ce fait s'expliquerait tout naturellement d'après cet auteur par la diminution de la sur-
face d'absorption de la muqueuse intestinale. M. S. Sedgwick (1) et John Gay (2), considèrent au contraire que la
suppression et la diminution des urines dépendent de l'influence réflexe du sympathique abdominal et de la paralysie
de l'action sécrétante du rein. Cette théorie, qui est la
seule admissible, croyons-nous, 'nous permet d'avancer
que *les troubles de la sécrétion urinaire ne peuvent en aucun
cas indiquer le siége de l'occlusion.*

5° *Phénomènes généraux.* — « Les symptômes généraux
de l'occlusion intestinale forment un ensemble pathologique remarquable, caractérisé par des troubles profonds,
dépressifs, survenant dans toutes les grandes fonctions, et
dont l'expression la plus grave, décrite par Malgaigne sous
le nom de choléra herniaire, consiste dans l'algidité, la
cyanose, la petitesse du pouls, l'altération de la face, l'a-
phonie, la suppression des urines, et parfois dans la production de crampes. Cet ensemble grave de symptômes
s'observe quelquefois dans l'étranglement intestinal, qu'il
siége sur l'un ou sur l'autre des deux intestins (3). L'intensité des phénomènes généraux et leur époque d'apparition différent pourtant dans l'un et l'autre cas.

Si l'occlusion siége sur l'intestin grêle, ils *apparaîtront
rapidement et avec une grande intensité.* L'occlusion siége-
t-elle au contraire sur le gros intestin ils *apparaîtront plus
tardivement et avec une moindre intensité.* La physiologie
pathologique nous explique assez facilement ces différences

(1) Sedgwick. Med. chirurg. trans., 1866 et 68, vol. 51, p. 1.
(2) John Gay. On intestinal obstruction by invagination in transact.
of med. sciences of London, 1862.
(3) Bellon. Thèse Paris, 1878. Des symptômes de l'étranglement interne dans leurs rapports avec le siége de la lésion.

dans la production de ces phénomènes. On sait, en effet, qu'ils sont tous des accidents nerveux d'origine réflexe dont le point de départ est l'irritation des nerfs mésentériques et intestinaux; cette irritation sera d'autant plus prononcée, et les accidents qui en sont la conséquence seront d'autant plus accentués, que la portion d'intestin sur laquelle siége l'occlusion, sera plus riche en filets nerveux. Or l'anatomie nous apprend que le plexus solaire fournit à l'intestin grêle un réseau nerveux excessivement riche dont la sensibilité est accrue par la présence des ganglions semi-lunaires qui ont un volume énorme, et des ganglions solaires et mésentériques supérieurs qui sont en nombre considérable. Le gros intestin reçoit au contraire du plexus lombo-aortique des rameaux nerveux peu nombreux ; les ganglions qui en dépendent sont petits et rares. La différence très-grande qui existe dans l'innervation de ces deux portions du tube intestinal, rend compte suffisamment de la différence qui peut exister dans la manifestation et dans le mode d'apparition des phénomènes réflexes.

- 6° *Douleur locale primitive.* — La douleur ressentie par le malade, *au début des accidents*, en un point fixe de l'abdomen, sera souvent pour le chirurgien un indice presque certain du siége précis de l'occlusion. Si la douleur *locale primitive* ne s'est pas toujours fait ressentir pendant la vie au point où l'autopsie a fait trouver l'obstacle, il n'est pas moins exact de dire que *souvent la douleur siége au niveau de l'obstacle*, et qu'elle permettra à elle seule dans la plupart des cas, de diagnostiquer *a priori* le point de l'intestin qui en est le siége. M, Besnier, se basant sur l'analyse minutieuse de 183 observations, accorde dans son mémoire sur les étranglements internes une grande valeur à ce signe du début.

DEUXIÈME PARTIE

Traitement de l'occlusion intestinale

———

Nous n'avons tant insisté sur le diagnostic de l'occlusion intestinale que pour permettre au chirurgien d'instituer un traitement rationnel contre les accidents graves que provoque tout obstacle au cours des matières. La médication diffère suivant les diverses variétés d'occlusion, et cela est si vrai, que telle médication, excellente dans certains cas, est très-nuisible dans d'autres.

A l'exemple de tous les auteurs, nous diviserons le traitement de l'occlusion intestinale en *traitement médical* et en *traitement chirurgical*. Le premier ne comprend que les moyens thérapeutiques que tout le monde peut employer et qui n'exigent de la part du praticien aucune connaissance spéciale ; le second comprend les différents procédés opératoires qui ont été préconisés en chirurgie soit pour lever l'obstacle au cours des matières, soit pour parer seulement aux accidents d'occlusion.

———

CHAPITRE PREMIER.

Traitement médical.

Les moyens thérapeutiques auxquels on a eu recours pour combattre les accidents d'occlusion intestinale sont très-nombreux ; nous ne ferons qu'indiquer les principaux.

1° *Les purgatifs* ne devront être employés que dans les cas où l'on aura diagnostiqué, ou tout au moins soupçonné une obstruction intestinale par amas de matières fécales ou de corps étrangers. Dans les cas d'occlusion due à un rétrécissement organique de l'intestin, on amène quelquefois une débâcle et par conséquent la cessation des accidents en employant cette médication.

Les purgatifs administrés dans les étranglements internes proprement dits et dans l'invagination produisent *des effets désastreux*, et loin de faire diminuer les accidents, ils ne peuvent que les accentuer. Aussi le médecin ne devra-t-il se servir des purgatifs qu'avec une grande prudence.

2° *Injections.* — Les injections, au moyen de sondes introduites assez profondément dans le rectum, ont été préconisées spécialement dans l'*invagination* et dans le *volvulus*. Ces injections peuvent se faire de différentes manières. Tantôt on pousse violemment dans le rectum une grande quantité d'eau ordinaire, tantôt on injecte de l'eau gazeuse (eau de Seltz artificielle). On se sert alors avec avantage du siphon ordinaire à eau de seltz. Dans quelques cas, on a pu réduire des invaginations au moyen de ce procédé. De même on a pu faire cesser tous les accidents d'occlusion dans le cas de rétrécissement organique siégeant dans le rectum. La sonde doit être introduite avec *grande précaution* au-dessus du rétrécissement ; une injection légèrement purgative détermine alors immédiatement la débâcle. D'une manière générale, les injections ne pourront être utilisées que dans les occlusions siégeant dans le gros intestin ; la valvule de Bauhin, en effet, met obstacle au passage de tout liquide dans l'intestin grêle.

Les invaginations du gros intestin et le volvulus de l'S iliaque sont les deux variétés d'occlusion où les injections forcées réussiront le mieux. Si l'on a diagnostiqué un étranglement de l'intestin grêle, il faut s'abstenir des injections ; elles ne peuvent que nuire au malade en le fatiguant inutilement.

Les sangsues, la glace, le marteau de Mayor, les insufflations d'air au moyen d'un soufflet, ont été beaucoup vantés ; nous n'avons qu'une confiance médiocre dans l'efficacité de tous ces moyens thérapeutiques ; ils ne peuvent réussir que dans des cas exceptionnels. L'opium, la belladone, isolés ou associés, sont deux médicaments qui trouveront leur mode d'emploi dans les cas de *pseudo-étranglements*. La belladone exciterait les contractions de l'intestin, et déterminerait des évacuations alvines dans les cas où il y a obstacle mécanique au cours des matières (1). Ces médicaments, administrés dans la première période de *l'occlusion vraie des intestins*, ont le grave inconvénient de masquer les symptômes principaux de la maladie, et d'empêcher le chirurgien d'intervenir au moment le plus favorable pour une opération.

Le *massage abdominal*, qui a surtout été vanté en An-

(1) Guenau de Mussy. Clinique médicale, t. II, p. 170.

gleterre, peut rendre de très-grands services, mais il doit
être pratiqué dans de certaines conditions, et avec beaucoup
de prudence. Les Anglais mettent souvent leurs malades
sous l'influence de l'éther ou du chloroforme, et malaxent
le ventre pendant un certain temps. Le relâchement des parois abdominales, pendant le sommeil anesthésique, facilite
beaucoup le manuel opératoire.

La position que l'on donne aux malades est loin d'être
indifférente. Dans la position horizontale, les anses intestinales n'ont aucune tendance à se déplacer ; les mains du
chirurgien qui fait le massage, agissent seules : on a moins
de chance de réussite. Il est préférable de malaxer le ventre après avoir fait l'*inversion du corps*. On met la tête
du malade dans une situation déclive, tandis qu'un aide
relève le tronc, en le soutenant par les membres inférieurs.
On imprime d'abord quelques secousses brusques à tout le
corps ; les anses intestinales sont déplacées violemment,
et, dans certains cas, un nœud diverticulaire a pu disparaître, ou une anse a pu se dégager d'un anneau fibreux qui
l'étranglait. Ce procédé, qui réussit si bien quelquefois pour
la réduction des hernies étranglées, aurait donné également
d'excellents résultats dans certains cas d'occlusions intestinales. Après avoir imprimé quelques secousses brusques
à tout le corps, on commence le massage du ventre, en
conservant au malade la même position déclive. Cette manœuvre doit se faire avec grande prudence, et doit être de
courte durée ; cinq minutes devront suffire.

L'électrisation de l'intestin, vantée il y a longtemps par
Duchenne, de Boulogne (1), a donné des résultats remar-

(1) Duchenne de Boulogne. De l'électrisation localisée, p. 928, édit.,
1872.

quables dans certains cas désespérés. Leroy d'Etiolles, le premier, proposa l'électricité pour combattre l'invagination intestinale, mais on eut rarement recours à ce moyen thérapeutique. M. Bucquoy et M. Henrot de Reims ont publié cette année des faits extrêmement intéressants, qui tendent à prouver, que l'électricité est un des meilleurs moyens que l'on puisse employer pour obtenir la cessation des accidents d'occlusion.

Les trois observations de M. Bucquoy sont relatives à des faits d'invagination ; dans ces trois cas, la réduction de l'intestin invaginé eut lieu à la suite de quelques séances d'électrisation abdominale (1). M. Bucquoy, comme Duchenne (de Boulogne), s'est servi des courants induits. L'un des réophores fut appliqué sur le ventre, l'autre olivaire fut placé dans le rectum. Chaque séance d'électrisation fut de 10 minutes environ. Trois séances suffirent pour faire disparaître tous les accidents.

Nous reproduisons ici les faits les plus importants des travaux de M. Henrot (2).

On peut pratiquer l'électrisation de l'intestin de plusieurs façons :

1° En plaçant les deux réophores garnis d'une éponge mouillée sur la paroi abdominale, c'est l'électrisation *abdominale*,

2° En plaçant un pôle sur la paroi, l'autre à l'entrée de l'anus, c'est l'électrisation *ano-abdominale*.

---

(1) Bucquoy. Considérations pratiques sur le traitement de l'invagination intestinale, à l'occasion de trois cas guéris par l'électricité (Journal de thérap., 1878.)

(2) H. Henrot. Bulletin médical du nord-est, juin-juillet, 1878 et mai 1877.

H. Henrot. Notes de Clinique médicale. Reims. 1878, p. 41.

3° En plaçant un pôle sur les apophyses épineuses des vertèbres dorsales et en introduisant l'autre dans le rectum, à une profondeur de 7 ou 8 centimètres, c'est l'électrisation *recto-spinale*. L'électrode introduite dans l'intestin est constituée par une boule de cuivre, portée sur un manche isolant, de façon à n'électriser que les parties internes sans exercer d'action sur l'anus et la portion la plus inférieure du rectum innervée par les nerfs spinaux.

4° En plaçant un pôle sur l'abdomen, et l'autre dans le rectum, c'est l'électrisation *recto-abdominale*.

Disons tout de suite que nous n'avons jamais employé que les courants induits ; les courants continus, à cause de leur action chimique locale, pouvant avoir de sérieux inconvénients ; si on les laissait trop longtemp en place, ils pourraient déterminer de petites eschares de la muqueuse. On comprend assez la gravité d'un semblable accident pour qu'il ne soit pas nécessaire de nous y appesantir, disons cependant qu'ils sont conseillés par Onimus, qui recommande de prendre une pile de 30 éléments, d'appliquer le pôle positif sur l'abdomen, et le pôle négatif dans le rectum

Nous avons employé un certain nombre de fois différents modes d'électrisation. Voici le résultat de notre expérience.

L'électrisation abdominale, très-suffisante pour calmer les coliques de plomb, provoque des contractions des muscles des parois ; son action sur la fibre musculaire de l'intestin est peu marquée. Chez une hystérique, par exemple, elle a toujours été insuffisante, nous n'avons jamais pu obtenir avec elle l'affaissement complet de l'abdomen.

L'électrisation ano-abdominale n'est pas plus efficace que la première ; de plus, elle est pénible, elle détermine une sensation de chaleur, quelquefois même de brûlure à l'anus; dans un cas elle a occasionné la déchirure d'une petite hémorrhoïde.

L'électrisation recto-spinale est plus efficace que les précédentes, mais elle provoque de l'excitation inutile des membres inférieurs : de plus, comme elle agit plus directement sur la moelle, elle peut exercer d'autres actions sur la respiration ou la circulation, et n'être pas inoffensive.

L'électrisation recto-abdominale, qui agit aussi directement que possible sur le plexus solaire et sur les ramifications du plexus mésentérique, c'est-à-dire sur le grand sympathique, est, selon nous, la plus efficace ; elle n'est ni pénible ni dangereuse; nous l'avons faite ou fait faire plusieurs centaines de fois ; elle a produit le plus souvent, dans un espace de temps qui a varié d'une demi-minute à quatre minutes, les phénomènes suivants :

1° Excitation de la contractilité des muscles abdominaux, et aussitôt la cessation de l'électrisation, résolution du plan musculaire.

2° Excitation des contractions de l'intestin se traduisant par la diminution de son calibre, par des mouvements quelquefois visibles à travers la paroi abdominale et par des efforts de défécation.

3° Disparition instantanée des gaz de l'intestin, sans expulsion par la bouche ni par l'anus. L'abdomen distendu au maximum peut en une demi-minute être dans un état d'affaissement tel qu'on peut explorer le petit bassin. Il ne s'agit pas là d'un simple déplacement de gaz, mais probablement d'une véritable résorption.

4° Cessation de la constipation;

5° Plusieurs fois, disparition des phénomènes généraux du péritonisme (algidité, cyanose).

En résumé, l'électrisation de l'intestin peut être abdominale, ano-abdominale, recto-spinale, recto-abdominale ; cette dernière doit être choisie de préférence toutes les fois que l'on veut agir sur les tuniques muqueuses de l'intestin ; elle a pour effet d'exciter et de mettre en résolution, aussitôt la cessation de l'électrisation, les muscles des parois abdominales, de faire disparaître pendant un temps plus ou moins long les gaz abdominaux ; d'amener un assouplissement momentané de l'abdomen et de provoquer des selles. »

« En même temps qu'elle est un moyen de traitement, elle peut être un moyen de diagnostic.

« Dans tous les cas d'occlusion ou de paralysie intestinale ou de péritonisme, elle doit être employée au même titre que les purgatifs ; en aucun cas l'intervention chirurgicale ne doit être tentée avant d'y avoir recouru au moins une fois. »

CHAPITRE II.

Traitement chirurgical de l'occlusion intestinale.

§ 1. — INDICATIONS ET CONTRE-INDICATIONS D'UNE INTERVENTION CHIRURGICALE QUELCONQUE.

Après avoir essayé vainement le traitement médical, si les accidents d'occlusion persistent avec toute leur intensité, il faut absolument, et sans plus tarder, intervenir chirurgicalement. Il est impossible de donner d'une manière précise les indications et les contre-indications d'une intervention chirurgicale possible, c'est au chirurgien à juger si l'état général du malade est encore assez satisfaisant pour supporter une opération. Tout ce que nous pouvons dire, c'est qu'une élévation notable de la température indique certainement le développement d'une complication sérieuse qui contre-indique toute opération. La péritonite est toujours à redouter dans le cours d'une occlusion intestinale, et les symptômes qui la caractérisent sont souvent masqués par les accidents dus à l'occlusion. Bien souvent la température seule pourra faire reconnaître le développement de cette complication.

§ 2. — QUAND FAUT-IL OPÉRER ?

Il est un fait reconnu maintenant par tous les chirurgiens, c'est que les statistiques des opérations de hernies étranglées sont d'autant meilleures, que la kélotomie a été faite à une époque plus rapprochée du début des accidents.

Dès que le diagnostic d'étranglement herniaire a été nettement établi, et que des tentatives très-modérées de taxis
ont été faites sans résultat, immédiatement on décide
l'opération, et le succès vient souvent couronner cette opération hâtive. La conduite du chirurgien, en présence
d'une occlusion intestinale doit être absolument identique.
Il faut opérer hâtivement, c'est alors se mettre dans les
seules conditions favorables à la réussite de l'opération.
Il faut toujours, bien entendu, avant de se décider à intervenir chirurgicalement, tenter les différents moyens que
nous avons préconisés dans le chapitre du traitement médical. Si le chirurgien se trouve en présence d'une occlusion intestinale aiguë, et que des accidents de la plus haute
gravité persistent après l'emploi rationnel des différents
moyens médicaux, il doit se décider rapidement à intervenir; toute temporisation serait coupable. En présence
d'une occlusion intestinale chronique, au contraire, le
chirurgien peut et doit même savoir ne pas trop se hâter.
Toutefois, lorsque le diagnostic d'invagination intestinale
chronique aura été nettement établi, si les moyens médicaux appropriés échouent, le chirurgien devra rapidement
ouvrir la cavité péritonéale et réduire l'invagination avant
que des adhérences péritonéales aient réuni les deux
anses invaginées, et avant que le sphacèle de l'intestin se
soit produit.

§ 3. — Des diverses opérations pratiquées dans l'occlusion intestinale.

Les opérations auxquelles on peut avoir recours pour
combattre les accidents de l'occlusion intestinale peuvent
se diviser en deux catégories bien distinctes. La première
ne comprend que celles qui ont pour but de parer seule-

ment aux accidents ; elles laissent subsister l'obstacle sans chercher à le modifier en aucune façon. Le cours des matières est alors rétabli en un point de l'intestin situé au-dessus de l'obstacle ; on pratique un *anus artificiel; entérotomie,* par les procédés de Littre et de Nélaton ; *colotomie*, par les procédés de Callisen et d'Amussat. La *gastrotomie* proprement dite, ou mieux *laparotomie* (1), fait seule partie de la seconde catégorie : la cavité péritonéale est largement ouverte et le chirurgien va à la recherche de l'obstacle.

Ces diverses opérations ne doivent pas être pratiquées indifféremment ; elles ont chacune leur indication spéciale que nous essaierons de préciser plus loin.

1° *Entérotomie et Colotomie.*

1° *Entérotomie par le procédé de Littre.* — Littre, le premier, en 1710, eut l'idée de faire un anus artificiel dans le cas où le cours des matières est supprimé ; il s'agissait d'un enfant atteint d'imperforation du rectum. L'opération, qui porte son nom, consiste à établir un anus artificiel dans la fosse iliaque gauche : « Le sujet, couché sur le dos, on pratique dans la région iliaque une incision qui commence au niveau de l'épine iliaque antéro-supérieure et se prolonge à peu près parallèlement au ligament de Poupart, dans l'étendue de 6 à 8 centimètres. Les téguments, les

(1) Le mot *laparotomie* (λαπάρα, flanc, et Τομὴ, section) nous semble préférable à celui de gastrotomie, pour désigner l'opération qui consiste à ouvrir largement la cavité péritonéale ; toute confusion deviendrait impossible. On sait qu'à l'étranger et surtout en Allemagne, g astrotomie signifie ouverture de l'estomac ; Sédillot voulait également donner à ce mot la même signification.

muscles et le fascia transversalis sont tour à tour divisés avec les précautions convenables; après quoi, on ouvre le péritoine, et l'on va à la recherche de l'*S* iliaque que l'on trouve généralement dans la fosse iliaque même. Si, toutefois, chez un nouveau-né, elle n'occupait point sa place ordinaire, il faudrait la chercher dans la direction signalée par Huguier (1). Au reste, soit chez l'enfant, soit chez l'adulte, il n'est pas rare de voir une portion de l'in-l'intestin grêle faire saillie au dehors à travers la plaie du péritoine ; et lorsqu'il est dilaté et coloré en rouge par l'inflammation, on pourrait de prime abord le prendre pour le gros intestin. Mais on le reconnaît assez facilement à l'absence des bosselures et des bandes longitudinales et à la résistance du mésentère qui vient du côté droit, tandis que la résistance du mésocôlon iliaque se fait sentir du côté gauche. Quand enfin on a attiré une anse de l'*S* ilia-que au dehors, quelques-uns passent une anse de fil dans le mésocôlon pour fixer l'intestin à l'ouverture et divisent alors celui-ci dans le sens de sa longueur ; puis, au bout de trois ou quatre jours, quand les adhérences suffisantes ont fixé l'intestin au péritoine et à la plaie extérieure, ils retirent le fil du mésentère. D'autres, sans toucher au méso-côlon, ouvrent directement l'intestin et réunissent les bords de cette ouverture par des points de suture à la plaie extérieure. Cette suture me paraît offrir plus de sécurité contre l'épanchement des matières fécales (2).

(1) M. Huguier a démontré que chez le nouveau-né l'S iliaque peut se trouver à droite, mais cette disposition n'est pas constante.

(2) Malgaigne et Lefort. Manuel de médecine opératoire, t. II, p. 421, 8me édition.

2° *Colotomie lombaire par le procédé d'Amussat.*

La colotomie lombaire fut proposée la première fois par Callisen ; le procédé qui porte son nom est complètement abandonné, et l'on n'a plus recours maintenant qu'au procédé d'Amussat.

Procédé d'Amussat. — Le malade doit être couché sur le ventre, un peu incliné du côté droit, l'abdomen soulevé par un ou deux coussins. On pratique une incision transversale à deux travers de doigt au-dessus de l'os des iles ; cette incision commence au bord interne ou postérieur de la masse musculaire commune et s'étend jusqu'au milieu du bord supérieur de l'os des iles ou jusqu'à la ligne latérale du corps ; on lui donne 5 à 6 centimètres d'étendue.

Les apophyses épineuses lombaires, la dernière côte et la crête de l'os des iles sont les points osseux qu'on peut prendre pour se diriger. Cependant la crête de l'os des iles est le guide le plus sûr, et l'on peut dire que l'incision transverse doit correspondre au tiers moyen du bord supérieur de ces os.

Après avoir divisé transversalement la peau, le tissu cellulaire, l'aponévrose, on coupe crucialement le grand oblique, le petit oblique, le transverse, puis l'aponévrose profonde ; il peut être nécessaire d'inciser le bord externe du carré lombaire. Si l'on était gêné, on pourrait inciser perpendiculairement le bord inférieur de l'incision cutanée. On arrive enfin sur le tissu graisseux qui enveloppe le rein ; il faut l'inciser avec beaucoup de précautions, s'aider de la sonde cannelée, chercher à bien reconnaître le rein et l'intestin.

Sur le cadavre, celui-ci se reconnaît à sa couleur verdâtre ; il en est quelquefois de même sur le vivant ; la pression avec le doigt, la percussion, peuvent aider à le reconnaître, mais on ne doit jamais l'inciser avant de l'avoir bien mis à découvert. S'il est contracté, il faut le chercher plus en dedans, il peut être entièrement caché sous le carré lombaire. La position seule peut d'ailleurs indiquer si l'on a affaire au côlon ou à l'intestin grêle, aucun signe à cette profondeur ne permet de faire cette distinction, et les bandes musculaires du gros intestin sont, on le sait, antérieures et latérales. Il est donc très-essentiel de ne pas perdre de vue un seul instant les rapports de la région.

Avant de diviser l'intestin, on le saisit avec des pinces, ou bien on le traverse avec une ou deux anses de fils qui servent à l'attirer à l'extérieur ; on ponctionne alors avec un trocart ; l'issue des gaz ou des matières délayées avertit que l'on est bien dans l'intestin, et avec un bistouri herniaire on y fait une incision cruciale. On vide l'intestin à l'aide d'injections et l'on suture la muqueuse avec la peau.

L'incision transversale des téguments préconisée par Amussat est, de tout point, préférable à l'incision longitudinale de Callisen et même de l'incision oblique de Baudens ; elle rend plus sûre la recherche de l'intestin, mais elle ne supprime pas toute difficulté. Cette opération est en effet difficile, laborieuse et entourée de certains dangers. Il faut opérer à une grande profondeur, et comme on n'a pas de moyen certain pour distinguer si l'intestin que l'on va ouvrir est ou non recouvert de sa séreuse, on confie un peu au hasard le principal bénéfice recherché dans cette méthode, la non-ouverture du péritoine.

Allingham, dans les *reports* de l'hôpital Saint-Thomas 1870, préconise un moyen qui permet de ne jamais s'égarer à la recherche du côlon : « Il faut chercher les deux épines iliaques supérieures, antérieure et postérieure, puis prenant le milieu de cet espace, tirer une ligne verticale qui aille rejoindre la dernière côte. On est certain de trouver le côlon immédiatement derrière cette ligne, si cet intestin est dans sa position normale. » D'après plus de 50 dissections et 30 opérations, Allingham affirme que le côlon est toujours normalement situé en ce point.

Quand le côlon descendant est vide, et qu'il est difficile de le reconnaître au fond de la plaie, Bryant, de Londres, fait alors coucher le malade sur le dos pendant quelques instants, de manière que la plaie soit dans une situation déclive ; par cette manœuvre très-simple, le côlon descendant devient plus facile à découvrir.

3° *Entérotomie par le procédé de Nélaton.* — Cette opération se fait dans la fosse iliaque droite ; elle a pour but d'établir un anus artificiel dans la partie inférieure de l'intestin grêle. En effet, les anses intestinales les plus voisines du cæcum plongent dans la fosse iliaque droite, et c'est une de ces anses, située au-dessus de l'obstacle et gonflée par les gaz, qui se présente spontanément et tout naturellement entre les lèvres de la plaie péritonéale faite par le chirurgien ; il est alors très-facile de fixer l'intestin à la paroi abdominale, et de l'ouvrir pour donner issue aux gaz et aux matières fécales.

« La paroi abdominale est incisée à droite sur le trajet d'une ligne parallèle au ligament de Fallope, un peu audessus de cette ligne, et en dehors de l'artère épigastrique. Cette incision peut avoir 0,07 dans sa partie superficielle et 0,04 dans sa partie profonde ; elle comprend successivement la peau, la couche celluleuse sous-cutanée, les muscles grand et petit obliques et transverse, le *fascia trans-*

versalis. Arrivé sur le péritoine, on pratique en dédolant une petite ouverture qui est agrandie sur la sonde cannelée. On a préalablement bien étanché la plaie et lié les artérioles qui donnent du sang. Les anses du bout supérieur, très-dilatées par les gaz et par les matières, seront facilement reconnues. L'intestin se présente d'ailleurs de lui-même dans la plaie à travers laquelle il tend à faire hernie.

« Le temps le plus délicat de l'opération est celui de l'incision de l'intestin, on y procède de la manière suivante. L'anse intestinale se présentant d'elle-même à la plaie, on ne doit pas chercher à la faire sortir en dehors, ni à l'inciser tout d'abord comme dans le procédé ordinaire. On devra commencer par la fixer à la paroi abdominale par deux points de suture établis aux deux extrémités de l'incision. L'intestin ainsi assujetti, est alors perforé au milieu et à distance égale des deux angles de la plaie par une aiguille courbe munie de son fil, lequel traverse ainsi la paroi antérieure de l'intestin de dehors en dedans, puis de dedans en dehors, revient perforer une des lèvres de la plaie abdominale pour sortir à quelques millimètres dans l'épaisseur de cette lèvre ; on forme ainsi un point de suture qui comprend dans son anse une partie du calibre de l'intestin et le rebord profond de la plaie abdominale. Avec une autre aiguille, on en fait autant sur la lèvre opposée mais en faisant passer cette dernière aiguille par le même point que la première a traversé pour perforer l'intestin de dehors en dedans ; on fait un nombre suffisant de points de suture à droite et à gauche à la distance d'un demi-centimètre environ, et l'on incise l'intestin entre les deux rangs de points de suture dans l'étendue de deux centimètres au plus (1). »

(1) Nélaton. Path. chir., t. IV, p. 479.

4° *Entérocentèse.* — M. Larguier des Bancels, dans sa thèse inaugurale (1) a proposé de faire la ponction de l'intestin avec un trocart de 0,005 à 0,006 millim. de diamètre et de le laisser à demeure pendant plusieurs jours en le fixant à la paroi abdominale au moyen de bandelettes de diachylon. La canule donne issue aux gaz et aux matières fécales, ce qui procure immédiatement au malade un grand soulagement.

Après trois ou quatre jours, des adhérences se sont établies entre l'anse intestinale et la paroi abdominale. On peut alors retirer la canule, et il persiste une fistule stercorale, véritable anus artificiel par où s'échappent les gaz et les liquides intestinaux. Si les accidents d'occlusion tendent à disparaître, le chirurgien peut laisser la fistule se fermer ; si, au contraire, les accidents persistent et que la fistule se rétrécit, il suffit d'introduire dans l'orifice, soit de la laminaire, soit de l'éponge préparée.

5° *Entérotomie rectale de M. le professeur H. Henrot, de Reims.* — Nous ne ferons que signaler cette nouvelle opération qui n'a pas encore reçu d'application sur le vivant. M. Henrot avait remarqué sur deux pièces anatomiques que dans le cas de rétrécissement de la partie supérieure du rectum, l'*S* iliaque se laissait distendre par les gaz et les matières fécales, et descendait dans l'excavation du sacrum en se mettant en contact avec la face antérieure du rectum. Il était facile dans ces deux cas de sentir par le toucher rectal une vaste poche ampullaire qui n'était constituée que par l'*S* iliaque distendue. M. Henrot, eût l'idée de faire communiquer cette poche avec la partie inférieure

(1) Larguier des Bancels. Essai sur le diagnostic et le traitement chirurgical des étranglements internes. Th. Paris, 1870.

du rectum en faisant passer un trocart d'une cavité dans l'autre. Ce nouveau procédé d'entérotomie, quoique très-ingénieux, ne nous paraît pas pouvoir entrer dans la pratique, non-seulement à cause des difficultés réelles du manuel opératoire, mais encore, et surtout, à cause de l'impossibilité d'éviter les accidents de péritonite ; car les adhérences entre les feuillets péritonéaux sont difficiles à établir, et souvent le chirurgien, en présence d'accidents graves, ne peut attendre plusieurs jours que cet accolement ait lieu. Nous renvoyons le lecteur pour plus de détails aux *bulletins de la Société médicale du Nord-Est*, 1877.

2° *Gastrotomie.*

Gastrotomie ou laparotomie. — La gastrotomie est une opération qui consiste à ouvrir largement la cavité péritonéale pour aller à la recherche de l'obstacle au cours des matières.

L'incision de la paroi abdominale peut se faire en divers points ; tantôt l'incision est faite obliquement dans la fosse iliaque droite, c'est le procédé de M. le professeur Parise, de Lille ; tantôt, et c'est la pratique la plus généralement usitée, l'incision porte sur la ligne médiane comme dans l'ovariotomie. D'autres fois, l'incision est faite en un point quelconque de l'abdomen, là où l'on suppose que se trouve l'obstacle que l'on veut lever. Nous aurons à parler à ce propos du nouveau procédé que M. Degive vient de communiquer à l'Académie royale de médecine de Belgique. Nous terminerons l'étude de la gastrotomie en indiquant brièvement le procédé de Maisonneuve : l'*Anastomose intestinale.*

1º *Gastrotomie par le procédé de M. le professeur Parise, de Lille* (1). — « Étant admis que le siége de l'occlusion se trouve le plus souvent sur l'intestin grêle, et presque toujours à droite, il est rationnel de diriger ses recherches de ce côté et de considérer la fosse iliaque droite comme le lieu d'élection le plus favorable pour la gastrotomie. J'en excepte, bien entendu, les cas où l'on a de bonnes raisons pour croire que le siége de l'occlusion est à gauche.

J'incise à droite pour deux raisons :

1º Parce que, comme je viens de le dire, l'on a plus de chance de trouver l'étranglement de ce côté.

2º Parce qu'on trouve dans la fosse iliaque droite un point de repère certain et facile à reconnaître : le cæcum.

Je fais à droite une incision de 7 à 8 centimètres en dehors de l'artère épigastrique, légèrement oblique par rapport à l'arcade crurale et un peu au-dessus de ce ligament. Je lie tous les vaisseaux avant d'ouvrir le péritoine. J'ouvre alors la cavité péritonéale et j'y introduis le doigt *bien lavé* pour aller à la recherche de l'obstacle. Je m'assure qu'il n'existe pas de hernie non reconnue par l'examen antérieur ; j'explore rapidement la cavité péritonéale dans l'espoir de rencontrer une bride, un point induré, en un mot, quelque chose d'anormal qui puisse me donner quelque indication. Je cherche ensuite le cæcum qu'il est aisé de trouver. Il est également facile de reconnaître s'il est affaissé et revenu sur lui-même, ou s'il est distendu outre mesure par les gaz et les matières fécales. L'état d'affaissement ou de distension du cæcum indique immédiatement au chirurgien d'une matière certaine que l'étrangle-

(1) Notre savant maître M. le professeur Parise, de Lille, a bien voulu nous communiquer son procédé de gastrotomie, et nous donner les plus sages conseils pour la rédaction de notre travail ; nous le prions d'agréer nos remerciements les plus sincères.

ment siége sur l'intestin grêle ou sur le gros intestin. Si le cæcum est affaissé, c'est-à-dire *si l'étranglement siége sur l'intestin grêle*, il faut saisir cet intestin à sa terminaison dans le cæcum, et le suivre de bas en haut en le défilant entre les doigts sans le sortir de la cavité abdominale, jusqu'à ce que l'on arrive à l'étranglement.

Dès que l'on a trouvé l'étranglement, on cherche à le lever suivant la forme et la variété de l'obstacle.

Mais je suppose le cas où l'on ne trouverait pas cet étranglement, soit que quelque incident force le chirurgien à interrompre ses recherches, soit qu'il n'ait pu trouver le cæcum, soit surtout qu'il ait attaqué par le côté gauche ou sur la ligne médiane, il ne doit pas pour cela se décourager.

C'est dans ces cas qu'il faut employer *mon procédé* pour *conserver* ou *se créer* un point de repère qui puisse toujours guider sûrement, et que l'on puisse toujours retrouver avec la plus extrême facilité.

Je place pour cela deux fils dans le mésentère, l'un *noir* et l'autre *blanc*, à 2 ou 3 centimètres l'un de l'autre ; il faut se rappeler, bien entendu, lequel des deux fils répond au cæcum. On peut alors abandonner l'intestin dans le ventre; on est sûr de le ramener et de reconnaître dans quel sens il conviendra de continuer ses recherches.

La pose de mes fils est indispensable quand on opère sur le côté gauche ou sur la ligne médiane. Il faut alors aller saisir dans le bassin une anse d'intestin grêle située *au-dessous* de l'étranglement, chose facile à reconnaître. On place un fil sur cette anse, puis on suit l'intestin d'un côté, et l'on arrive soit à l'étranglement, soit au cæcum si l'on a par hasard suivi le bout inférieur.

Pour lever l'étranglement, le chirurgien doit avoir pensé

à toutes les éventualités, à tous les cas qui peuvent se présenter, et par conséquent, les avoir étudiés.

Dans le cas où il ne peut trouver l'étranglement, où il ne peut le détruire pour diverses raisons, il lui reste toujours la ressource de l'*entérotomie*. Il suffit alors d'attirer une anse d'intestin distendue, aussi voisine que possible de l'étranglement, de la fixer à la plaie abdominale, et de l'ouvrir en s'assurant qu'il ne pourra se faire dans le péritoine un épanchement de matières stercorales.

Si l'on se décidait pour une raison ou pour une autre à établir un anus artificiel au niveau du cæcum, on pourrait quelquefois se borner à attirer au dehors l'appendice cæcal et à l'ouvrir après l'avoir fixé ; c'est ainsi que j'ai procédé dans l'observation de gastrotomie, rapportée dans la thèse de M. le Dr Patoir. »

2o *Gastrotomie sur la ligne médiane.* L'incision des parois abdominales doit se faire sur la ligne médiane, au-dessous de l'ombilic, et dans une étendue de 15 centimètres environ ; les tissus doivent être divisés lentement, couche par couche, comme dans l'ovariotomie.

Chaque fois qu'une petite artère a été sectionnée, elle doit être liée immédiatement, ou mieux comprimée entre les mors d'une pince à forcipressure. Avant d'ouvrir le péritoine, le chirurgien doit bien s'assurer que tout écoulement de sang a cessé au niveau de la plaie abdominale. Le péritoine est alors incisé sur la sonde cannelée ; tel est le premier temps de l'opération.

Aussitôt que la cavité péritonéale a été largement ouverte, le chirurgien a devant les yeux la masse intestinale, et immédiatement il doit aller à la recherche de l'obstacle.

La gastrotomie n'est pas, comme on pourrait le croire, une opération irrégulière, où le chirurgien *fouille à l'aveugle*

dans l'abdomen; non, la gastrotomie est une opération réglée, et le chirurgien peut aller facilement et rapidement
d'après des règles précises, à la recherche de l'obstacle,
même alors qu'il n'a pu fixer son siége au préalable. Comme
dans le procédé de gastrotomie de M. le professeur Parise,
de Lille, c'est le cæcum qui doit guider immédiatement le
chirurgien dans ses recherches.

*Le cæcum et le gros intestin sont-ils affaissés? l'on est sûr
que l'obstacle siége sur l'intestin grêle; au contraire, le
cæcum et une partie du gros intestin sont-ils gonflés par les
gaz et les matières fécales? l'on peut être sûr que l'obstacle
siége sur un point quelconque du gros intestin.*

Le chirurgien peut donc déjà, aussitôt que le ventre est
ouvert, préciser le siége de l'obstacle, sans avoir, pour ainsi
dire, touché à la masse intestinale.

Reprenons la première supposition: le *cæcum et le gros
intestin sont affaissés.* Le chirurgien doit porter ses recherches dans la fosse iliaque droite et examiner l'extrémité
inférieure de l'iléon, à partir du point où cet intestin s'a-
bouche dans le cæcum; il arrivera fatalement et rapidement
au siége de l'obstacle en continuant ses recherches sur l'intestin grêle. Les statisques d'occlusion intestinale que nous
avons données à la page 42 nous montrent d'une manière
évidente, que dans les cas d'occlusion de l'intestin grêle,
l'obstacle siége presque toujours dans la fosse iliaque droite
et presque toujours à la partie inférieure de l'iléon. Le
chirurgien, en portant ses recherches tout d'abord dans la
fosse iliaque droite, a donc grande chance de rencontrer
rapidement l'obstacle qu'il doit lever.

Si le *cæcum est gonflé par les gaz*, le chirurgien doit alors
examiner le côlon ascendant, le côlon transverse, etc. etc.
C'est sur le gros intestin, en effet, que siége l'obstacle, et ses
recherches ne doivent porter que sur cet organe.

Lorsque l'obstacle au cours des matières, a été trouvé, il faut le lever et examiner ensuite l'état dans lequel se trouve l'intestin,

S'il est sain, ou s'il est seulement un peu congestionné, le chirurgien peut l'abandonner dans la cavité péritonéale, et fermer la plaie abdominale au moyen de la suture entortillée, Si l'intestin est perforé ou gangréné, si ses parois sont ulcérées profondément au point où siégeait l'étranglement ; en un mot, s'il ne peut être abandonné dans l'abdomen sans exposer le malade presque fatalement à des accidents de péritonite, le chirurgien doit alors faire un anus artificiel. Il suffit de fixer la portion d'intestin malade à la plaie abdominale, en un point quelconque qui variera suivant la situation de l'intestin, mais de préférence à la partie inférieure de la plaie. Lorsque l'intestin sera fixé par un certain nombre de points de suture, on le perforera pour donner issue aux gaz et aux matières fécales.

On peut éviter, dans certains cas, de pratiquer un anus artificiel, en ayant recours à la suture intestinale. Les procédés de Jobert, de Lembert, et de Gély sont ceux auxquels on a recours de préférence ; les surfaces séreuses de l'intestin sont adossées dans une certaine étendue, et c'est par leur adhérence entre elles que la plaie intestinale disparaît. Quelques chirurgiens n'ont pas craint dans certaines circonstances, d'enlever une portion d'intestin malade et de tenter ensuite la réunion des deux bouts. Tout le monde connaît la fameuse opération de Reybard : ayant pratiqué une gastrotomie dans un cas d'occlusion intestinale, et se trouvant en présence d'une dégénérescence organique de l'S iliaque, il retrancha toute la portion d'intestin malade, réunit les deux bouts au moyen de la suture à surjet, et referma la plaie abdominale. Son malade guérit. Il existe deux méthodes pour réunir les deux bouts d'intestin lors-

que l'on veut remédier à une section complète de cet or
gane : 1° La *réunion directe* par les méthodes de Jobert, de
Lembert, et de Gély ; 2° l'invagination avec l'adossement
des séreuses de Jobert.

Le succès de l'opération dépendra souvent des soins de
propreté qui y auront présidé ; le pansement de Lister et la
puvérisation phéniquée, qui constituent la méthode antiseptique par excellence, ne sauraient être trop recommandés
pour en assurer la bonne réussite. Nous ne pouvons entrer
ici dans tous les détails minutieux de la gastrotomie ; qu'il
nous suffise de dire que le chirurgien doit s'astreindre dans
cette opération à suivre d'une manière rigoureuse les préceptes consacrés à l'ovariotomie.

3° *Gastrotomie en un point quelconque de l'abdomen.*
Quand la palpation abdominale a permis de trouver dans
l'abdomen soit une tumeur bien limitée, soit un point induré, soit une bride, et que le siége de l'obstacle a pu être
diagnostiqué d'une manière précise, un grand nombre de
chirurgiens sont d'avis d'ouvrir le péritoine là où l'on suppose que se trouve l'obstacle. Ce procedé de gastrotomie
échappe à toute réglementation, l'opérateur variera suivant les régions le manuel opératoire.

4° *Gastrotomie par le procédé de M. Degive.* — M. Degive
vient de présenter à l'Académie royale de médecine de
Belgique (séance du 28 septembre 1878) un mémoire très-
intéressant sur la laparotomie (1), Le procédé nouveau qu'il
recommande consiste à diviser les trois plans musculaires
principaux de la région, chacun dans la direction de ses fibres. Cette division se fait facilement, presque sans récla-
mer l'emploi de l'instrument tranchant ; elle n'occasionne

(1) Degive. De la laparotomie et des principales opérations pratiquées
sur les organes abdominaux chez les animaux domestiques.

que peu ou pas de perte de sang. Les fibres écartées seulement, reprenent bientôt leur position naturelle, l'ouverture pratiquée se referme en quelque sorte d'elle-même ; la suture musculaire devient en quelque sorte inutile. (1)

5° *Anastomose intestinale de Maisonneuve*. — *L'anastomose intestinale*, comme son nom l'indique, consiste dans l'accolement de deux anses d'intestin préalablement disposées pour que leur cavité communique librement ensemble ; des deux anses intestinales que l'on veut anastomoser, l'une siége au-dessus de l'obstacle, l'autre au-dessous. Le lieu le plus favorable pour cette opération est la région iléo-cæcale.

On incise la paroi abdominale, comme pour l'entérotomie, dans la fosse iliaque droite, au-dessus de l'arcade crurale. Lorsque la cavité péritonéale a été ouverte, on saisit une anse intestinale, gonflée par les gaz et située au-dessus de l'obstacle ; on saisit également le cæcum. On attire au dehors ces deux portions d'intestin, on les accole, et dans le point opposé au mésentère, on fait une incision longitudinale de 0,04 cent. On les suture alors en accolant les surfaces séreuses ; la suture de Gély est celle à laquelle on doit donner la préférence. On abandonne l'intestin dans la cavité péritonéale et on ferme la plaie abdominale.

Appréciation des divers procédés de gastrotomie.

Parmi tous les procédés de gastrotomie, deux seuls méritent de nous arrêter : le procédé de M. le professeur Parise de Lille, et le procédé qui consiste à faire l'incision sur la ligne médiane.

(1) Gazette hebdomadaire, 4 octobre 1878. Compte-rendu de la séance.

Le procédé de M. Degive n'est possible que dans certaines régions et ne permet pas au chirurgien de manœuvrer librement dans la cavité du péritoine ; la boutonnière musculaire, en effet, en se rétrécissant doit paralyser les mouvements de l'opérateur.

L'*anastomose intestinale* de Maisonneuve n'a guère réussi que chez les animaux, nous ne nous en occuperons pas.

Abordons maintenant l'étude comparative des deux principaux procédés de gastrotomie, et voyons s'il en est un auquel on puisse donner la préférence. A notre avis, il n'est pas indifférent d'ouvrir la cavité péritonéale dans la fosse iliaque droite ou sur la ligne médiane. La fosse iliaque droite, il est vrai, est le siége le plus fréquent de l'occlusion de l'intestin, nos tableaux statistiques ne laissent aucun doute à cet égard, et c'est la raison dominante pour laquelle M. le professeur Parise a choisi cette région pour aller à la recherche de l'obstacle, mais il faut bien l'avouer, ce procédé ne facilite pas beaucoup les mouvements du chirurgien, et il n'est pas applicable à tous les cas. Si l'occlusion siége sur l'intestin grêle, il est possible de trouver l'obstacle et de le lever ; mais que fera le chirurgien si c'est le gros intestin qui est intéressé ? Il est absolument impossible, par une ouverture de 0,08 à 0,10 cent. pratiquée dans la fosse iliaque droite, d'explorer toute la partie inférieure du tube digestif. Comment le chirurgien pourra-t-il reconnaître les limites d'une invagination iléo-cæcale ou iléo-colique, et comment surtout pourra-t-il en pratiquer la réduction alors qu'il lui sera imposssible d'avoir l'intestin sous les yeux et d'examiner l'état de ses parois ? Comment pourra-t-il constater l'existence d'un volvulus au niveau de l'S iliaque, et remédier à la situation vicieuse de l'intestin, s'il est dans l'impossibilité absolue de constater et la variété de volvulus et les lésions intestinales qui en sont si souvent la conséquence ?.

L'incision sur la ligne médiane depuis l'ombilic jusqu'au pubis (0,15 cent. environ) permet au chirurgien d'explorer plus facilement toute la cavité du péritoine et de lever l'obstacle au cours des matières *quel que soit son siége.* Le procédé de M. le professeur Parise, excellent dans les cas d'occlusion de l'intestin grêle, ne peut être mis en pratique lorsque l'obstacle siége sur le gros intestin..

Aussi, étant admis qu'il est impossible dans la grande majorité des cas de préciser d'une manière absolue le siége de l'occlusion, et que le chirurgien se trouve souvent en face de l'imprévu, nous croyons devoir proposer d'une manière générale la gastrotomie sur la ligne médiane. Il y a tout avantage à employer ce procédé, et nous n'y voyons aucun inconvénient. Nous ne croyons pas, en effet, que le malade soit plus exposé à la péritonite, parce que l'incision du péritoine pariétal est plus considérable, et que la masse intestinale est un peu plus exposée à l'air. Les nombreux succès qu'a donnés l'ovariotomie dans ces dernières années sont venus démontrer d'une manière évidente, que le péritoine est moins sensible à l'air extérieur qu'on ne le croyait, et qu'il ne s'enflamme pas généralement pour si peu.

Nous reproduisons ici une observations des plus intéressantes qui nous a été très-obligeamment communiquée par M. le Dr Cazin, de Boulogne. Les réflexions dont il fait suivre son observation viennent à l'appui des idées que nous avons émises au sujet de la préférence à accorder à la gastrotomie pratiquée sur la ligne médiane. M. le Dr Cazin a présenté à l'Académie de médecine, le 11 décembre 1877, un mémoire sur la gastrotomie ; ce sont des extraits de son travail qu'il a bien voulu nous communiquer, nous le prions d'agréer tous nos remerciements.

OBSERVATION I.

Etranglement de l'intestin grêle par un diverticule adhérent à la paroi abdominale antérieure. — Gastrotomie, par le Dr Cazin, de Boulogne. — Guérison.

Il s'agit d'un jeune homme de 28 ans, lequel après avoir été à la selle avant de se mettre au lit, a été pris subitement dans la nuit du vendredi au samedi, 30 octobre, d'une douleur vive, fixe, dans le côté droit de l'abdomen, non loin de l'ombilic.

C'est pour la première fois que ce jeune homme ressent ces phénomènes. En effet, à l'exception de quelques douleurs d'entrailles éprouvées il y a quatre ou cinq ans, il n'a jamais été sérieusement malade. Ses antécédents sont exempts de maladies héréditaires. Pas de syphilis, pas de hernie. Le seul fait à noter est la présence d'un bec de lièvre dans l'enfance.

A la douleur que j'ai signalée, succédèrent bientôt des nausées, puis des vomissements consistant d'abord en aliments, puis en bile pure. Ce n'est que le dimanche matin que les matières rejetées prirent le caractère fécaloïde. En même temps, le ventre se ballonnait, le début du météorisme, si on se rapporte au dire du malade et de son entourage, était manifestement localisé à la région ombilicale.

Les purgatifs, les lavements, n'ont pu triompher de la constipation qui existe depuis le commencement de la maladie.

A mon arrivée, le dimanche 1er novembre, à minuit, Renouard est couché sur le dos, les cuisses fléchies sur le bassin ; la physionomie exprime la souffrance, mais les traits ne sont ni excavés, ni tirés. Le pouls est à 120, sans petitesse marquée. Il n'y a pas d'agitation. La voix, faible, n'est cependant pas éteinte. La langue est épaisse, grise, un peu rouge à la pointe. La peau est sèche et froide. Température axillaire, 36,4. Il est regrettable au point de vue du diagnostic que la température n'ait pas été prise dans les premières heures de l'explosion du mal. On sait en effet que dans les occlusions proprement dites, cette dernière baisse avec une grande rapidité, tandis que dans les obstructions le thermomètre descend lentement et graduellement.

L'abdomen est régulièrement distendu, mais non considérablement ; le summum de dilatation se présente au niveau de la région ombilicale ; les flancs sont moins développés que le centre et aussi plus dépressibles. La percussion révèle de la sonorité partout, peut-être cependant un peu moins nette à droite et en bas de l'ombilic. La percussion lombaire indique aussi un son un peu plus mat qu'à l'état normal.

Le ventre n'est pas sensible à la pression, mais la douleur primitivement perçue persiste et s'est même accentuée au point d'ôter au malade tout repos. Cette souffrance est continue mais présente des accès intermittents qui, en général, précèdent de quelques secondes les nausées et les vomissements ; ceux-ci sont caractéristiques, très-évidemment fécaloïdes ; jamais ils n'ont offert la coloration porracée. Pas de hoquet. Il ne s'est pas produit de garde-robes depuis le début de l'accident Il ne s'écoule de liquide d'aucune nature par l'anus. Il n'y a pas non plus d'issue de gaz par cet orifice. Le toucher rectal n'amène aucune indication particulière ; une sonde œsophagienne introduite dans le dernier intestin pénètre profondément sans rencontrer d'obstacle. L'urine est rouge et rare. Vis-à-vis de l'ensemble de ces symptômes, je dis à mon confrère que la péritonite n'existe pas et que nous nous trouvons en face d'un étranglement interne à forme aiguë, peut-être même peut-on supposer que ne trouvant en aucun point, à gauche particulièrement, de tumeur allongée, n'observant aucune issue de liquide sanieux par le rectum, nous n'avons pas affaire à une intussusception. Tout, au contraire, porte à penser que l'occlusion doit être due à une bride, et qu'elle siége sur l'intestin grêle. Il serait, ajoutai-je, bien curieux que la bride fût creuse, en un mot que l'agent constricteur soit un diverticule, et je lui rappelai que j'avais signalé dans ma thèse la coïncidence de la persistance du canal ombilical devenu appendice intestinal avec d'autres vices de conformation. Or, Renouard, on se le rappelle, avait un bec-de-lièvre. Le traitement médical n'avait produit aucune amélioration ; j'émis donc l'opinion que la chirurgie seule pourrait amener la guérison, mais avant d'en venir à une intervention complète, je pensai qu'il y avait lieu de pratiquer la ponction de l'intestin distendu, non pas que je conçusse l'espérance de voir ainsi les accidents disparaître comme cela est arrivé au Dr Samuel Martin (1), mais pour aider à préciser

(1) Obst. intest. Evacuation des gaz par la ponction. In British méd. journ. 7 février, 1874, p. 173.

le diagnostic, et même, dans une certaine mesure, pour rendre la gastrotomie plus rapide, en empêchant cette complication si pénible, déjà prévue par Velse, la difficulté de faire rentrer les intestins dans la cavité destinée à les contenir. La plus fine aiguille Potain fut donc introduite un peu au-dessus de l'ombilic ; l'affaissement fut lent même avec l'adjonction de la pompe aspiratrice. Cependant l'intestin se vida assez pour permettre de constater l'existence d'une portion tuméfiée, pâteuse, à droite et tout près de l'ombilic. Sa limite inférieure paraissait gagner la région vésicale. Le cathétérisme nous prouva que cette partie tuméfiée ne pouvait tenir au réservoir urinaire distendu outre mesure. J'attends deux heures pour voir si la situation ne va pas s'amender par le fait seul de la ponction, mais la douleur, calmée à peine une demi-heure, reparaît avec la même intensité, les vomissements se répètent, l'intestin se distend de nouveau. Je fais alors au malade l'exposé très-franc de la position où il se trouve. Il consent à tout tenter pour se rétablir. Je me mets donc en devoir de pratiquer la gastrotomie.

Opération. — Je fis l'incision sur la ligne médiane, et je rencontrai à droite les anses intestinales étranglées par un diverticule adhérent à la paroi abdominale antérieure. Mon diagnostic se trouvait donc justifié de tous points. L'opération se fit sous une atmosphère de pulvérisation phéniquée. Toutes les précautions furent prises pour faire une toilette complète du péritoine. La base du diverticule fut traitée comme un pédicule de kyste ovarien et fut fixée dans la suture abdominale.

Après plusieurs alternatives, après avoir présenté un certain degré de péritonite, le malade guérit et put sortir au bout de trois semaines.

Réflexions. — Cette observation est à mon avis intéressante à plus d'un titre, mais surtout parce que l'intervention chirurgicale a eu lieu de très-bonne heure (38 heures après le début des accidents). Parmi les faits que j'ai compulsés et dont j'ai reproduit l'indication bibliographique dans mon travail lu à l'Académie de médecine à la séance du 11 décembre 1877, il est fort rare que l'on ait opéré avant le quatrième jour, et malgré cela, on a enregistré des succès. La plupart du temps, les opérateurs se trouvent aux prises avec de la péritonite latente, et même de la gangrène confirmée. Cette inflammation, que malheureusement l'on ne peut pas toujours reconnaître avec une certitude absolue, devra être une contre-indication formelle à l'opération, comme l'avait déjà présenté les médecins du siècle dernier et entre autres Blancard et F. Plater. J'ai fait porter l'incision sur la ligne blanche pour plusieurs raisons. Les opinions ont varié et varient encore quant au siége à assigner à la section ; les uns voulant avec Parise qu'elle soit faite à deux travers de doigt au-dessus du ligament de Fallope, et en général à droite ; les autres en plus grand nombre actuellement (Pollock, Boinet, etc.) choisissent la ligne blanche. En ce point, en effet, pas d'épaisseur des plans musculaires se rétractant inégalement, pas de vaisseaux volumineux. Citons encore en faveur du dernier choix une considération importante :

Le siége précis de l'occlusion peut rester ignoré ou n'être que suspecté. Cela constituait, il y a encore peu d'années (discussion à la Société de chirurgie 1851 et Nélaton, patholog. ext. 1857), une contre-indication.

Faut-il, maintenant que l'on est familiarisé avec les grandes ouvertures du péritoine, être arrêté par cette ignorance ? On devra essayer d'abord d'éclairer le diagnostic par la ponction filiforme, comme je l'ai fait, et si l'on reste dans le doute de l'endroit où se fait l'arrêt, ne serait-il pas plus prudent d'ouvrir une fenêtre à une place d'où la main pourra rayonner dans toutes les directions ?

L'incision à droite et au-dessus du ligament de Fallope, justifiée par la plus grande fréquence des étranglements en cette région, ne saurait à mes yeux être recommandable que lorsque l'on sent à n'en pas douter une tuméfaction révélatrice.

Quant à l'étendue de l'incision, sans vouloir lui donner des dimensions exagérées, on doit ne pas hésiter à la faire suffisante pour bien voir. Les travaux modernes et surtout ceux de Boinet ont fait boinne justice de la prétendue influence nocive de l'air sur le péritoine. C'est à cause de cette crainte chimérique que la gastrotomie n'était pas jusqu'à présent sortie de la classe des opérations exceptionnelles. Et pourtant la lecture des travaux publiés jusqu'à ce jour prouve au contraire que la gastrotomie, malgré ce qu'elle a eu jusqu'à ces derniers temps de défectueux et d'irrégulier dans sa réglementation, donne des résultats comparables à ceux des autres grandes opérations. Il est cependant loyal de reconnaître qu'il est probable que l'on a fait le silence sur les cas malheureux et que les proportions de la statistique se trouvent forcées du côté optimiste et favorable à l'opération. Malgré cela, les succès sont assez nombreux pour autoriser de nouvelles tentatives. C'est certainement le lieu de dire avec Celse : « *Dubia spes, certâ desperatione potior.* »

Nous sommes parvenu à réunir 92 observations d'occlusion intestinale où la gastrotomie a été pratiquée. 70 d'entre elles ont été extraites d'un mémoire d'Ashurst sur la laparotomie ; 22 ont été recueillies par nous dans les ouvrages français et étrangers. Nos tableaux statistiques sont divisés en deux catégories : la première comprend les observations où la gastrotomie a été pratiquée dans des cas d'invagination ; la deuxième comprend tous les faits de gastrotomie pratiquée dans toutes les autres variétés d'occlusion intestinale.

Tableau statistique des opérations de gastrotomie faites dans l'invagination intestinale.

1er TABLEAU (1).

Bulletin.

N°	AGE. SEXE.	OPÉRATEURS.	SYMPTOMES AVANT L'OPÉRATION.	DURÉE de la maladie.	Résultat	DURÉE de la vie après l'opération	REMARQUES.
1	Femme adulte.	Chirurg. mil. cité par Bonet	Symptômes d'iléus.		guérison		Cas rejeté par Hevin, accepté par Velse.
2	Femme 50 ans.	Chir. employé par Nuck.			guérison		La malade était accablée par ses souffrances ; les lavements, etc. ; n'avaient amené aucun résultat. Les intestins n'étaient ni enflammés, ni adhérents.
3	Homme 50 ans.	Ohle.	Symptômes d'obstruction avec grande douleur, vomissements, hémorrhagie intestinale.	11 jours.	Mort.	12 jours environ.	L'invagination qui faisait issue par le rectum avait été précédemment coupée ; l'autopsie montra la péritonite, la gangrène des intestins.
4	Homme 28 ans.	Fuchsius.	Symptômes d'obstruction simple.	10 jours.	guérison		Pour faire disparaître l'invagination, il a été nécessaire d'ouvrir l'intestin.
5	Homme 12 ans.	Gerson.	Symptômes d'obstruction avec hémorrhagie intestinale.		Mort.	Quelques heures.	Intestin perforé et opération abandonnée.
6	Homme 20 ans.	Wilson.	Symptômes d'obstruction simple.	17 jours.	guérison		Adhérences fermes ; parties très-congestionnées.
7	Homme 36 ans.	Hauff.	Symptômes d'obstruction, suivis de péritonite, avec hémorrhagie intestinale et gangrène de la portion d'intestin qui faisait issue par le rectum.	quelques jours.	Mort.	9 jours.	Intestin perforé et opération abandonnée.
8	Enfant 4 mois.	Spencer, Wells.		4 jours.	Mort.	5 heures.	Enfant presque moribond au moment de l'opération.
9	Homme 16 ans.	Pirogoff.		Longue durée.	Mort.	Peu de temps après l'opération.	Gangrène de l'intestin ; anus artificiel.
10		Laroyenne.			Mort.		Adhérence empêchant de réduire l'invagination.
11	Enfant.	Athol, Johnstone.			Mort.		
12	Femme 6 mois.	Veinlechner	Symptômes d'obstruction avec grande douleur, vomissements, hémorrhagie intestinale.	3 jours.	Mort.	6 heures.	Mort dans les convulsions ; péritonite trouvée à l'autopsie.
13	Femme 2 ans.	Hutchinson.	Symptômes d'obstruction simple ; invagination faisant issue par l'anus.	1 mois.	guérison		Réduction de l'invagination avec facilité.

(1) Nous avons emprunté ce tableau statistique de 13 gastrotomies faites dans l'invagination, au Mémoire d'Ashurst, in *The American Journal*, 1874.

Tableau statistique des opérations de gastrotomie faites dans l'invagination intestinale.
2e TABLEAU (1).

Numéros.	AGE et SEXE.	NOMS des OPÉRATEURS.	EPOQUE de la maladie à laquelle l'opération a été faite.	RÉSULTATS.	REMARQUES.	BIBLIOGRAPHIE.
14	7 mois.	HOWARD MARSCH	14e jour.	Guérison.	L'intestin sortait par l'anus.	Medical Times and Gaz., 1876, t. 1, p. 49.
15	Femme 33 ans.	HENRY HOWSE.	18e jour.	Guérison.	?	Medical Times and Gaz., 1876, t. 1, p. 49.
16	16 mois.	ROYES BELL.	6e jour.	Mort 7 heures après l'opération.	On fixa l'intestin entre les lèvres de la plaie, et on fit un anus artificiel.	The Lancet, 1876, t. I, p. 12.
17	6 mois.	JONATHAN HUTCHINSON.	3e jour.	Mort.	L'opération fut faite trop tard.	Med. Chirurg. Transactions, 1876, p. 99.
18	9 mois.	HOWARD MARSCH	30e jour.	Mort.	L'intestin sortait par l'anus.	St-Bartholemew's Hosp. Reports, 1876, vol. XII, p. 95.
19	6 mois.	SANDS.	?	Guérison.	L'intestin invaginé descendait au voisinage de l'anus et était accessible au doigt par le toucher rectal.	New York med. Journal, juin 1877.
20	6 mois.	HERZ.	4e jour.	Mort.	?	Oster Jahrb Pœdiatrik, t. I, septembre 1872.
21	5 mois.	HENRY HOWSE.	30e jour.	Mort quelques heures après l'opération.	La valvule iléo-cœcale faisait hernie à travers l'anus. Les parois de l'intestin furent trouvées ramollies et cédèrent aux tractions qui furent faites pour réduire l'invagination.	Med. Chirurg. Transactions, vol. LX, p. 94, en note.

(1) Ce tableau statistique nous est personnel.

Tableau statistique des opérations de gastrotomie faites dans toutes les variétés d'occlusion intestinale, autres que l'invagination.

3e TABLEAU (1).

Nos	OPÉRATEURS.	NATURE DE LA LÉSION.	RÉSULTAT.
1	ADELMAN.	Chute de l'intestin à travers une fente du rectum.	Mort.
2	»	Etranglement persistait après la réduction d'une hernie.	Mort.
3	ANDERSON.	Etranglement par une bride.	Mort.
4	ANNANDALE.	» » »	Mort.
5	AVERY.	Etranglement du colon.	Mort.
6	BERNOT.	Volvulus.	Guérison.
7	BILLROTH.	L'étranglement persiste après la kélotomie.	Mort.
8	BORELLI.	Etranglement par une bride.	Guérison.
9	BRODIE.	Chute de l'intestin à travers une fente du rectum.	Mort.
10	BRYANT.	Etranglement par une bride.	Guérison.
11	BUCHANAN.	Volvulus.	Guérison.
12	CANTON.	Etranglement interne.	Mort.
13	COULSON.	Hernie obturatrice.	Mort.
14	CURLING.	L'étranglement persiste après la kélotomie.	Mort.
15	DEPAUL.	Etranglement par une bride.	Mort.
16	DIEFFENBACH.	L'étranglement persiste après la réduction de la hernie.	Mort.
17	DRUITT.	Etranglement par une bride.	Mort.
18	DUPUYTREN.	» » »	Mort.
19	ERICHSEN.	Volvulus.	Mort.
20	FERGUSSON.	»	Mort.
21	»	Adhérence de l'iléon à l'utérus.	Mort.
22	FISCHER.	Etranglement par l'épiploon.	Guérison.
23	GAY.	Etranglement par une bride.	Mort.
24	GROSS.	Volvulus.	Mort.
25	»	»	Mort.
26	HAMILTON.	Squirrhe du côlon.	Mort.
27	HANCOCK.	Etranglement par une bride.	Mort.
28	HILTON.	Etranglement par de vieilles adhérences.	Mort.
29	»	Hernie obturatrice.	Mort.
30	»	Etranglement par le mésentère.	Mort.
31	HOEGG.	Volvulus.	Mort.
32	HOLMES.	Etranglement par une bride.	Mort.
33	HULKE.	» » »	Mort.
34	JONES.	L'étranglement persistait après la kélotomie.	Mort.
35	LORQUET.	L'étranglement persista après la réduction de la hernie.	Guérison.
36	LAWSON.	Etranglement par une masse squirrheuse.	Mort.
37	LEOPOLD.	L'étranglement persistait après la réduction de la hernie.	Guérison.
38	LUKE.	Rétrécissement du côlon.	Mort.
39	MANLOVE.	Etranglement par de vieilles adhérences.	Guérison.
40	MARCACCI.	Etranglement par une bride.	Guérison.
41	MONOD.	Etranglement par une masse squirrheuse.	Mort.
42	PAGENSTECHER.	Obstruction par un kyste de la vésicule biliaire.	Guérison.
43	PARISE.	Etranglement par un diverticulum.	Mort.
44	PAULÉ.	Etranglement par l'épiploon.	Mort.
45	PHILLIPS.	Iléus.	Mort.
46	PIROGOFF.	Etranglement par une bride.	Mort.
47	PRIEGER.	L'étranglement persistait après la réduction de la hernie.	Guérison.
48	REALI.	Volvulus.	Guérison.
49	»	Obstruction par un bâton dans le rectum.	Guérison.
50	RENAULT.	L'étranglement persistait après la kélotomie.	Guérison.
51	REYBARD.	Cancer de l'S iliaque.	Guérison.
52	RITTER.	Volvulus.	Mort.
53	TESSIER.	Etranglement par une bride.	Mort.
54	WHITE.	Obstruction par une cuiller à café dans l'iléon.	Guérison.
55	WOOD.	L'étranglement persistait après la réduction de la hernie.	Guérison.
56	....	Obstruction due à une concrétion intestinale.	Mort.
57	....	Hernie étranglée.	Guérison.

(1) Nous avons emprunté ce tableau statistique de 57 gastrotomies au Mémoire d'Ashurst, in *The American Journal*, 1874. On se reportera à ce travail pour avoir la bibliographie.

Numéros.	AGE et SEXE.	NOMS des OPÉRATEURS.	NATURE de la LÉSION.	EPOQUE de la maladie à laquelle l'opération a été faite.
58	10 ans.	BERKELEY HILL	Etranglement par bride.	7e jour.
59	Femme 30 ans.	JOHSTON.	Occlusion au niveau du côlon transverse.	60e jour.
60	Homme 53 ans.	COWEL.	Etranglement par bride.	6e jour.
61	Femme ?	TEMPESTI.	Etranglement par l'appendice vermiculaire.	13e jour.
62	Homme 21 ans.	PIERI.	Etranglement dans un orifice du grand épiploon.	8e jour.
63	Femme 65 ans.	DUPLAY.	Etranglement par bride.	16e jour.
64	Homme 22 ans.	CRUVEILHIER.	Etranglement par un diverticulum de l'intestin.	4e jour.
65	Homme 63 ans.	TERRIER.	Hernie ventrale.	8e jour.
66	?	CARLO-CANTALMESSA.	Volvulus.	13e jour.
67	Homme 28 ans.	CAZIN (de Boulogne-sur-Mer).	Etranglement diverticulaire de l'iléon.	2e jour.
68	?	PÉAN.	Accidents d'occlusion.	?
69	Homme 35 ans.	STUDSGAART.	Corps étranger dans l'S iliaque.	2e jour.
70	Homme 17 ans.	CRIPPS.	Etranglement de l'iléon par une bride fibreuse.	8e jour.
71	Homme 40 ans.	PRIDGIN TEALE.	Cancer de l'S iliaque.	30e jour.

(1) Ce tableau statistique nous est personnel.

toutes les variétés d'occlusion intestinale autres que l'invagination.
TABLEAU (1).

RÉSULTATS.	REMARQUES.	BIBLIOGRAPHIE.
Mort 5 h. après l'opération.	L'opération fut faite trop tard.	The Lancet, 1876, t. I, p. 773.
Guérison.	On fit la gastro-entérotomie.	The Dublin Journal of Med. sciences, 1876, t. II, p. 149.
Mort quelques heures après l'opération.	L'opération fut faite trop tard.	Med. Times and. Gaz., 1876, t. II, p. 651.
Mort 6 heures après l'opération.	?	Lo Sperimentale Lutgio, 28, 1872.
Guérison.	?	Lo Sperimentale Lutgio, 21, 1872.
Mort 18 heures après l'opération.	L'opération fut faite trop tard.	Inédite.
Mort 7 heures après l'opération.	?	Bull. de la Soc. chirurg. de Paris, 1872.
Guérison.	?	Bull. de la Soc. chirurg. de Paris, 1878.
Mort.	L'opération fut faite trop tard.	Il Raccoglitore med., p. 411, XXXVIII, mai 1875.
Guérison.	?	Inédite ; insérée dans un mémoire sur la gastrotomie lu à l'Académie de médecine de Paris, le 11 décembre 1877.
Guérison.	On ne trouva pas l'obstacle. Une anse d'intestin fut fixée entre les lèvres de la plaie abdominale et on fit un anus artificiel qui se ferma plus tard.	Inédite ; elle paraîtra dans le 2e volume des Cliniques du Dr Péan.
Guérison.	L'incision fut faite sur la ligne médiane, l'S iliaque fut incisée longitudinalement, puis suturée par la méthode de Lembert.	Bull. Soc. chir. Paris, 1878.
Mort.	?	Clinical Society of London, 24, may 1878, and in The Brit. med. Journ., 29 juin 1878.
Guérison.	Le siége de l'obstacle était inconnu. On fit la gastrotomie sur la ligne médiane. On s'aperçut alors qu'il y avait un cancer de l'S iliaque. On sutura la plaie abdominale et l'on fit l'opération d'Amussat qui eut plein succès.	The Lancet, 1875, p. 369.

L'analyse de ces 92 observations nous donne les résultats suivants :

1º Sur 92 opérations de gastrotomie, il y a eu............ { 33 guérisons. / 59 morts.
Soit : 36 p. 100 de guérisons.
2º Sur 21 opérations de gastrotomie dans des cas d'invagination, il y a eu............................... { 8 guérisons. / 13 morts.
Soit : 38 p. 100 de guérisons.
3º Sur 71 opérations de gastrotomie dans toutes les variétés d'occlusion autres que l'invagination, il y a eu { 25 guérisons. / 46 morts.
Soit : 35 p. 100 de guérisons.

Ces résultats parlent suffisamment par eux-mêmes, sans que nous soyons obligé d'insister pour démontrer que la gastrotomie dans l'occlusion intestinale donne autant de succès que la plupart des autres opérations. Un grand nombre de malades sont morts parce qu'ils ont été opérés trop tard. Il est probable qu'à l'avenir les statistiques de gastrotomie seront bien meilleures, si les chirurgiens se décident à intervenir peu après le début des accidents. Les mêmes préceptes qui règlent la conduite des chirurgiens dans la hernie étranglée, doivent être suivis dans l'occlusion intestinale; c'est à la seule condition d'opérer hâtivement qu'ils pourront espérer obtenir des succès.

Nous extrayons du mémoire de M. Cazin les conclusions suivantes sur la gastrotomie :

1º La gastrotomie est une opération applicable à certains cas d'étranglement interne (par brides, par torsions, ceux en un mot qui surviennent brusquement, et les invaginations).

2º Il n'est pas nécessaire de connaître exactement le siége du mal pour intervenir ;

3º Toute opération tardive diminue les chances de succès;

4º Quant à la préférence à donner au siége de l'incision, 'il y a doute sur le point où se trouve l'étranglement, inciser sur la ligne médiane et dans une étendue proportionnée à la difficulté de trouver le mal ; s'il y a certitude, inciser au niveau de l'occlusion et dans une étendue relativement petite.

5° Pour la recherche de l'étranglement, avoir bien présentes à l'esprit toutes les variétés et toutes les causes de l'occlusion intestinale ; suivre ensuite la méthode de Parise, qui simplifie considérablement les manœuvres ;

6° Pendant toute l'opération, soins de propreté extrêmes ; suivre en un mot dans leurs détails minutieux, les préceptes consacrés dans l'ovariotomie ;

7° Employer la méthode antiseptique de Lister, qui est non-seulement antiseptique, mais encore antiphlogistique ;

8° Sauf indications particulières, laisser le malade après l'opération, dans un repos strict, général et local, c'est-à-dire ne pas fatiguer l'intestin par des traitements perturbateurs, tels que lavements et purgatifs.

Parallèles entre les différentes opérations pratiquées dans l'occlusion intestinale.

Nous n'avons fait jusqu'ici qu'une simple description des diverses opérations qui peuvent être pratiquées dans l'occlusion de l'intestin ; il nous reste, pour compléter cette étude chirurgicale, à les comparer entre elles, à les opposer les unes aux autres, et à indiquer les circonstances dans lesquelles le chirurgien devra pratiquer l'une plutôt que l'autre.

L'entérotomie (1), par le procédé de Nélaton, a eu sa période d'engouement, et bon nombre de chirurgiens la pra-

(1) Il nous a été impossible de publier des tableaux statistiques d'entérotomies, parce que les observations étaient incomplètes, et qu'il n'y avait, en général, aucune précision dans la diagnostic.

tiquent encore d'une *manière exclusive* dans tous les accidents d'occlusion intestinale. Rien de plus simple, en effet, que cette opération, rien de plus satisfaisant que ses résultats immédiats; il n'est donc pas étonnant qu'on l'ait acceptée en France avec grand enthousiasme, et qu'on l'ait préférée à la gastrotomie que les chirurgiens du siècle dernier ne craignaient pas de qualifier d'*effrayante* et de *cruelle*.

L'entérotomie de Nélaton a joui et jouit encore d'une grande vogue, et la grande raison de son immense succès *auprès des chirurgien*s, c'est qu'on ne peut lui opposer qu'une opération *terrible, extrêmement dangereuse pour le malade, très-difficile comme manuel opératoire, et dont les bons résultats sont encore à enregistrer.* La gastrotomie faisait encore, il y a peu d'années, l'effroi de beaucoup, et semblait ne pouvoir jamais se relever de l'anathème qu'on avait prononcé contre elle si unanimement. Mais les nombreux succès de l'ovariotomie ont enhardi les chirurgiens de notre époque, et la gastrotomie qui ne comptait autrefois que des ennemis, possède maintenant de nombreux partisans. Les reproches qu'on lui a adressés sont loin d'être fondés, et il nous sera facile d'y répondre.

Et d'abord la gastrotomie n'est pas une opération aussi dangereuse qu'on a bien voulu le dire; il est un fait reconnu par tous les chirurgiens, c'est que la cavité péritonéale peut être ouverte largement, que les intestins peuvent être touchés et exposés longtemps au contact de l'air extérieur, sans qu'il en résulte des accidents de péritonite. Si le péritoine s'enflamme quelquefois à la suite de la gastrotomie, c'est bien plutôt à cause des lésions de l'intestin qu'à cause de l'opération en elle-même.

On a reproché à la gastrotomie d'être une opération très-difficile. Elle ne peut pas évidemment, à ce point de vue, soutenir la comparaison avec l'entérotomie qui est d'une facilité extrême, mais nous croyons que c'est une opération possible et dont on a beaucoup exagéré les difficultés. Aussitôt que la cavité du péritoine a été largement ouverte, il est bien vrai que la masse intestinale gonflée par les gaz, tend à faire hernie à travers la plaie abdominale, mais le chirurgien n'a pas pour cela tous ses mouvements paralysés, et il peut encore aller à la recherche de l'obstacle. La suture abdominale est également rendue difficile par la présence des intestins qui font hernie à l'extérieur ; mais ce sont de ces difficultés opératoires devant lesquelles personne ne reculera, et qui ne sont pas de nature à faire rejeter une opération qui est appelée à rendre les plus grands services.

Le reproche le plus considérable qu'on ait adressé à la gastrotomie est le suivant : le chirurgien *fouille à l'aveugle* dans l'abdomen, et souvent il lui est impossible soit de trouver l'obstacle, soit de le lever. Ce reproche tombe absolument à faux depuis que la gastrotomie se fait d'après des règles précises que nous avons données plus haut dans tous leurs détails. Le cæcum constitue un point de repère sûr qui guidera toujours le chirurgien dans ses recherches ; l'état de réplétion ou d'affaissement de cet organe lui indiquera immédiatement où siége l'obstacle, il pourra donc le trouver facilement et le faire disparaître.

Examinons maintenant les résultats que l'on peut espérer obtenir de l'entérotomie.

Disons, sans plus tarder, que l'entérotomie n'est qu'une *opération palliative*, et que, par conséquent, elle ne saurait être *mise en parallèle* avec la gastrotomie qui vise à un but meilleur, à la guérison radicale du malade. L'entérotomie perd donc déjà beaucoup de l'importance qu'on lui a donnée. Elle pare aux accidents immédiats, mais ne modifie en rien l'état de l'intestin.

Quel peut être le résultat d'une entérotomie dans l'étranglement de l'intestin par nœud diverticulaire ou par bride épiploïque? Le malade sera soulagé après l'opération, mais la mort ne surviendra-t-elle pas souvent par suite de la perforation de l'intestin et de la gangrène de ses parois au niveau de l'étranglement? N'en sera-t-il pas de même quand il s'agira d'un volvulus? L'entérotomie peut-elle au moins donner de meilleurs résultats dans l'invagination? Nullement; elle est inutile dans cette variété d'occlusion, et par conséquent à rejeter absolument.

L'entérotomie, qui est, en général, une mauvaise opération dans l'occlusion intestinale aiguë, pourra au contraire donner d'excellents résultats dans l'occlusion chronique. Dans les rétrécissements de l'intestin, dans l'obstruction de cet organe par des corps étrangers, dans l'engouement intestinal et dans les pseudo-étranglements, la formation d'un anus artificiel sur un point de l'intestin situé au-dessus de l'obstacle est très-rationnelle, et amènera très-souvent la guérison du malade. Dans ces cas, en effet, on a rarement à craindre la péritonite, le calibre de l'intestin est seulement diminué et non complètement supprimé, et si l'on rétablit le cours des matières, tous les accidents disparaitront rapidement.

La colotomie lombaire par le procédé d'Amussat, complétement abandonnée en France, est pratiquée sur une grande échelle à l'étranger et principalement en Angleterre et en Amérique. Les travaux d'Erskine Mason, de Maunder, de Heath, de Bryant, de Coupland et Morris, sont venus démontrer d'une manière évidente que la colotomie lombaire est une excellente opération dans toutes les occlusions du rectum et de l'S iliaque. Les rétrécissements cancéreux de l'intestin sont une des causes les plus fréquentes d'occlusion intestinale, à forme chronique et, dans la très-grande majorité des cas, la lésion siége sur l'*S* iliaque et le rectum. Le relevé que nous avons fait des statistiques d'Haven, de Duchaussoy de Coupland et Morris, sont très concluantes à ce point de vue,

Haven............	23 rétréc. canc., la lés. siég.	15	fois sur S il. et rect.
Coupland et Morris.	58	—	—	45	—	—
Duchaussoy.......	27	—	—	12	—	—
Sur.......	108 rétréc. canc., la lés. siég.	72	fois sur S il. et rect.

Il résulte des observations de colotomie lombaire qui ont été publiées, que plus l'anus artificiel est pratiqué près du siége de l'occlusion, et plus le malade a de chances de guérison ; donc toutes les fois que l'examen du malade permettra d'affirmer que l'obstacle siége sur le trajet de l'*S* iliaque et du rectum, il faudra de préférence pratiquer la colotomie lombaire d'Amussat.

Il répugne à un grand nombre de chirurgiens d'établir à la partie postérieure un anus artificiel, et ils rejettent systématiquement une opération qui ne doit procurer au malade qu'un bien être momentané, et qui l'afflige pour toute la vie d'une affection horrible et dégoûtante, Les inconvénients qui peuvent résulter de la colotomie sont réels, et nous ne cherchons pas à les nier , mais le bénéfice que retire le malade de cette opération est considérable : il peut vivre longtemps encore. Chose remarquable, le cancer se développe moins rapidement à la suite de l'opération, et il semble vraisemblable d'admettre que la suppression du contact des matières fécales avec la production organique de l'intestin soit la cause du développement moins rapide du cancer. Quoi qu'il en soit, la colotomie d'Aumussat a donné à l'étranger de beaux résultats, et il est possible que les chirurgiens français apprécient mieux dans l'avenir une opération qui a été vulgarisée par un des leurs (1).

TABLEAU STATISTIQUE DE LA COLOTOMIE LOMBAIRE.

	Guérisons.	Morts.	Totaux.
Doliger	9	2	11
Erskine Mason	54	22	76
Hawkins's	22	21	43
Heath	7	5	12
Totaux......	92	50	142

L'entérotomie de Littre, qui a pour but d'établir un anus artificiel dans la fosse iliaque gauche, au niveau de l'S iliaque, est une bonne opération qui a l'avantage de placer en avant l'ouverture de l'intestin, ce qui facilite beaucoup les pansements et les soins de propreté, mais qui a l'inconvénient d'exposer le malade aux accidents de péritonite.

Beaucoup de chirurgiens français pratiquent l'entérotomie de l'S iliaque de préférence à la colotomie lombaire, dans les cas de rétrécissements du rectum ; les résultats qu'ils obtiennent sont excellents, et peuvent certainement être comparés avec ceux que donne l'opération d'Amussat. M. le professeur Richet a l'habitude de n'ouvrir l'intestin que lorsqu'il est fixé déjà depuis vingt-quatre heures entre les lèvres de la plaie (2).

Si l'S iliaque est le siége de la dégénérescence organique, il faut alors avoir recours à la colotomie lombaire.

(1) Si, à l'étranger, la colotomie donne de nombreux succès, c'est parce que l'opération est faite dès l'apparition des premiers symptômes d'occlusion. En France, au contraire, l'opération est le plus souvent faite *in extremis*; elle ne peut alors que hâter la mort du malade qui ne résiste plus au traumatisme chirurgical.

(2) Richard. De l'opportunité de l'anus artificiel dans les tumeurs du rectum. Th. Paris, 1875.

Il est quelquefois possible de diagnostiquer une occlusion du gros intestin, sans pouvoir toutefois en préciser le
siége; que faudra-t-il faire alors? La colotomie d'Amussat? Assurément non. On s'exposerait à ouvrir l'intestin
audessous de l'obstacle. Il faut alors pratiquer l'entérotomie dans la fosse iliaque droite; c'est la seule ressource qui reste au chirurgien. On a proposé la colotomie à droite, parce que 90 fois sur 100 on est en ce point
au-dessus du rétrécissement, mais nous croyons qu'il
est bien plus sûr de faire porter l'incision dans la fosse
iliaque droite. Là, en effet, on peut faire l'entérotomie de
l'intestin grêle par le procédé de Nélaton, ou l'entérotomie
du cæcum. La conduite des chirurgiens est ici variable; les
uns font l'entérotomie du cæcum; les autres, et c'est la
grande majorité, fixent l'intestin entre les lèvres de la
plaie abdominale, et ouvrent la première anse intestinale
qui se présente.

Selon nous, il n'est pas indifférent d'adopter l'un ou
l'autre de ces procédés. Il y a longtemps que M. Besnier a
dit, dans sa thèse remarquable : L'entérotomie de Nélaton,
dans l'occlusion du gros intestin, est une mauvaise opération. Les matières fécales, en effet, sont emprisonnées,
emmagasinées entre la valvule iléo-cæcale et le point du
gros intestin qui est le siége de l'obstacle; cette rétention
des matières ne peut qu'amener des complications auxquelles succombera presque fatalement le malade. On a
prétendu longtemps que la valvule iléo-cæcale pouvait être
franchie, et que les matières fécales pouvaient passer du
gros intestin dans le petit; les anatomistes sont tous d'ac-
cord maintenant pour nier ce fait, et tous admettent que la
valvule est infranchissable aux liquides *et* aux gaz, même
alors que l'on déploie une force considérable pour la

forcer. Souvent même les parois intestinales se rompent, et la valvule résiste. Nous avons nous-même fait des expériences sur le cadavre, et jamais nous n'avons pu franchir la fameuse valvule.

Nous avons analysé, dans la thèse de Doliger (1), vingt-cinq observations d'entérotomies pratiquées pour des occlusions du gros intestin; les résultats de ces opérations contiennent un enseignement précieux. Sur quatorze entérotomies du gros intestin, faites à droite ou à gauche dans la fosse iliaque, on a obtenu huit guérisons, et sur onze entérotomies de l'intestin grêle, par le procédé de Nélaton, il y a eu onze morts.

L'opération de Nélaton doit donc être rejetée dans l'occlusion du gros intestin, et on doit lui préférer l'entérotomie cæcale (2). M. Thomas, de Tours, était arrivé à la même conclusion dans le travail qu'il présenta, en 1869, à la Société de chirurgie de Paris. L'entérotomie cæcale n'est pas une opération difficile. L'incision des parois abdominales doit se prolonger un peu plus à droite que dans le procédé de Nélaton, et souvent le cæcum, gonflé par les gaz, vient faire hernie spontanément entre les lèvres de la plaie.

Nous ne voulons pas nier les succès qui ont été obtenus par l'entérotomie de Nélaton dans l'occlusion du gros intestin, mais nous croyons pouvoir les expliquer en disant que, dans ces cas, l'occlusion n'était pas complète, ce qui arrive très-fréquemment dans les rétrécissements cancéreux de l'intestin. Les matières fécales renfermées dans la por-

(1) Doliger. De l'intervention chirurgicale dans les occlusions intestinales. Th. Paris, 1870.

(2) Nous supposons que le diagnostic d'occlusion du gros intestin a été fait, mais qu'il n'a pas été possible de préciser le siége de l'obstacle.

tion d'intestin comprise entre la valvule iléo–cæcale et le rétrécissement, ne sont pas alors absolument immobilisées, les accidents dus à leur rétention ne surviennent pas, et ne mettent pas ainsi obstacle à la guérison des malades.

Conclusions pratiques.

1° *Dans toute occlusion intestinale aiguë*, aussitôt que les moyens médicaux ordinairement employés auront échoué, il faudra pratiquer la gastrotomie. Plus la gastrotomie sera faite à une époque rapprochée du début des accidents, et plus seront grandes les chances de succès.

2° *Dans l'occlusion intestinale chronique*, on fera tantôt la gastrotomie, tantôt l'entérotomie, tantôt la colotomie lombaire.

a. On pratiquera la gastrotomie dans l'invagination intestinale chronique lorsque les insufflations d'air, les injections d'eau et l'application de l'électricité n'auront pas amené la réduction de l'intestin. Pour réduire l'invagination, ce qui est quelquefois difficile, il faut employer le procédé d'Hutchinson (1). Selon lui, « il faut toujours rechercher en premier la partie inférieure de l'invagination, et effectuer la réduction en exprimant (*Squeezing*) le cylindre ou en tirant sur la gaîne, plutôt qu'en cherchant à extraire directement l'anse invaginée.

On a ainsi l'avantage de diminuer le volume du boudin d'invagination, en pratiquant sur lui cette compression, et on risque évidemment moins de le rompre en le pressant doucement qu'en exerçant des tractions sur lui. Par ce

(1) Hutchinson. Medico-chir. transactions, LX, décembre 1875, p. 99.

moyen on peut opérer la désinvagination sans qu'il soit nécessaire d'extraire la tumeur de l'abdomen » (1).

b. Dans l'occlusion du gros intestin, si le siége précis de l'obstacle n'est pas connu, il faut pratiquer l'entérotomie cæcale.

c. Si l'examen du malade permet d'affirmer que le siége de l'occlusion se trouve sur le trajet de l'*S* iliaque et du rectum, on pratiquera l'entérotomie de Littre dans la fosse iliaque gauche, ou mieux, la colotomie lombaire d'A-mussat.

d. Dans toutes les autres variétés d'occlusion chronique de l'intestin, on fera l'entérotomie de Nélaton dans la fosse iliaque droite.

1° *Observations de gastrotomies pratiquées dans des cas d'invagination intestinale.*

OBSERVATION II.

(Publiée dans New-York méd. journ., juin 1877, par Sands, et extraite d'une traduction du journal d'Hayem, t. XI, 1er fas., janv. 1878. p. 286.) — Invagination chez un enfant de 6 mois. — Gastrotomie, par Sands. — Guérison.

Il s'agit d'un enfant de 6 mois qui fut pris soudainement de ténesme, de douleurs abdominales, avec vomissements et évacuations par l'anus de mucus sanguinolent. L'examen de l'abdomen permit de reconnaître l'existence d'une tumeur s'étendant de la fosse iliaque gauche à l'hypochondre de ce côté. Tumeur ferme, sensible, mate. Par le toucher rectal on trouvait l'intestin invaginé descendant au voisinage de l'anus, et remplissant toute la cavité.

(1) Rafinesque. Invaginations intestinales chroniques. Th. Paris, 1878.

La réduction avec le doigt, les insufflations, les injections d'eau chaude furent tour à tour essayées ; ces dernières firent disparaître la tumeur rectale et diminuer la tumeur abdominale ; mais ces manœuvres avaient été fort douloureuses et au bout de quelques heures l'invagination était complètement revenue. De nouvelles insufflations au moyen d'une sonde flexible suivie d'injections d'eau chaude, amenèrent une réduction incomplète de la tumeur ; elle persista au niveau de l'ombilic.

Le chirurgien fit alors au-dessous de l'ombilic une incision longue de 2 pouces, et découvrit une tumeur logée dans la fosse iliaque droite. Il fut obligé de faire sortir une grande longueur d'intestin grêle et trouva enfin l'invagination, qui était iléo-cæcale. Le cæcum et la portion terminale de l'intestin grêle étaient invaginés dans le côlon ascendant, sur une longueur de 1 pouce 1ʃ2. Les parois étaient rigides, gonflées, ecchymosées, et ce ne fut pas sans peine que l'on put rétablir l'intestin dans ses rapports normaux. La plaie fut fermée par plusieurs points de suture.

L'opération mit fin à tous les signes de l'occlusion intestinale, et le malade fut complètement guéri.

OBSERVATION III.

(Succès de la gastrotomie chez un enfant de 7 mois. (Résumée. Howard-Marsh. Med. chir. trans., LIX, p. 79.)

Garçon de 7 mois, malade depuis le 20 mars 1875, de diarrhée, vomissements et tranchées paroxystiques, sans qu'aucun de ces symptômes eût une très-grande gravité. Deux ou trois jours de mieux-être, puis retour des accidents, ténesme et excrétion de mucus sanglant.

Après 14 jours du même état sans grande altération de la santé générale, le 11 avril, la douleur de ventre devint cruelle, les vomissements fréquents, le ténesme violent et presque continu ; pâleur et grande agitation. Douze heures plus tard, M. Marsh put constater le prolapsus hors de l'anus de deux pouces d'intestin à l'extrémité duquel on pouvait voir la valvule iléo-cæcale, et offrant une couleur violet foncé et une consistance œdémateuse. Dans l'abdomen était une tumeur cylindrique s'étendant de l'ombilic à la fosse iliaque gauche, en forme de saucisson. La réduction ne put être obtenue par l'insufflation ni par l'injection d'eau chaude même sous l'influence du chloroforme.

L'état général était très-grave et atteignait le degré du collapsus ; la gastrotomie fut faite avec anesthésie. Réduction après une traction un peu forte au début.

La guérison de la plaie était complète le 15 avril, et l'enfant était tout à fait bien portant en décembre 1875.

L'auteur fait remarquer que ces deux périodes, l'une de quatorze jours de symptômes d'apparence tellement chronique, qu'ils ne firent pas soupçonner la nature réelle de l'affection, et l'autre de douze heures d'accidents très-aigus, ont dû correspondre à deux phases : 1° d'invagination, 2° d'inflammation et d'étranglement.

(Le même fait est résumé plus brièvement dans les tomes VII, p. 762, et X, p. 291, de la Revue des sciences médicales.)

OBSERVATION IV.

(Invagination intestinale. — Gastrotomie. (Résumée. H. Howse, 1876, Med. chir. trans., vol. LX, p. 94, en note.)

Enfant de 5 mois, souffrant depuis un mois de symptômes abdominaux et offrant depuis quelques jours une hernie de la valvule iléo-cæcale par l'anus. Du mucus et du sang avaient été rejetés en quantité considérable. Le médecin qui le soignait avait cru à un simple prolapsus et s'était contenté de faire rentrer la masse procidente dans le rectum.

M. Fagge fut appelé. Il n'y avait pas à songer à l'insufflation et la gastrotomie fut faite d'emblée. Réduction facile d'une grande partie de l'invagination ; mais adhérence et ramollissement des derniers quatre ou cinq pouces, au voisinage de la valvule iléo-cæcale. La traction, quoique faite avec ménagement, détermina deux déchirures considérables par lesquelles les matières fécales s'échappèrent. La masse qui restait invaginée fut séparée complètement et les portions saines d'intestin situées au-dessus et au-dessous furent cousues ensemble. L'enfant ne survécut que quel-

qués heures. Une terminaison fatale était en fait absolument inévitable, que le malade fût abandonné à lui-même ou soigné par
n'importe quel moyen.

OBSERVATION V.

(Intussusception sans symptômes d'étranglement traitée avec succès
    par la gastrototomie. (Résumée. Hilton-Fagge, Medico chir. trans.,
    1876, LIX, p. 85.)

Elisabeth M..., âgée de 33 ans, consulta le Dr Adcock le 13 juin
1874, pour une douleur spasmodique de l'abdomen, siégeant juste
au-dessus de l'ombilic. La douleur continua et l'obligea à prendre
le lit le 20 juin.

Le 21. On constata dans la fosse iliaque droite une tuméfaction
du volume d'un œuf de poule, mal limitée. Il y eut une selle, mais
sans diminution de la douleur.

Depuis lors son état fut variable ; elle allait tantôt mieux, tantôt
plus mal. La tumeur se déplaça graduellement jusqu'à venir occuper la fosse iliaque gauche.

Le 28. M. Fagge la trouva au lit, se plaignant d'une douleur qui
revenait par intervalles, et qui avait son maximum vers l'ombilic ;
quelques vomissements ne présentèrent rien de remarquable à
noter.

La tumeur de la fosse iliaque gauche, mal définie, allongée sur
le trajet du côlon descendant, offrait tous les caractères d'une intussusception, sauf les mouvements péristaltiques et le durcisse-
ment pendant la palpation. Injection à l'aide d'un soufflet, sans résultat apparent.

Le 27. M. Howse appelé en consultation confirma le diagnostic.
Nouvelle insufflation, avec un meilleur instrument. Il en résulta
beaucoup de douleur et la douleur devint excessivement dure à ce
moment; elle parut ensuite plus élevée et plus molle qu'avant.

Dans la soirée, cependant, elle avait complètement disparu de la
fosse iliaque gauche qui pouvait être explorée entièrement et était
absolument vide ; la tumeur s'étendait alors derrière l'ombilic et
se dirigeait du côté droit.

Le 30. Troisième tentative d'insufflation, mais sans résultat.

Etat général meilleur; température normale, Pas de vomissements depuis la seconde insufflation, mais pas de selles.

Le 1er juillet. Peu de modifications. Comme l'insufflation n'avait donné qu'un succès partiel et avait causé une douleur violente, on craignait qu'une troisième tentative n'amenât la rupture de l'intestin et on se décida à tenter la gastrotomie. L'opération fut pratiquée comme pour l'ovariotomie, et avec toutes les précautions de la méthode antiseptique, pendant l'anesthésie par le chloroforme. Il fallut extraire la tumeur de l'abdomen et même alors la désinvagination offrait quelques difficultés. On ne l'obtint pas en tirant sur les extrémités, et il fallut employer une sorte de pétrissage, combiné avec une compression circulaire sur la portion la plus avancée de l'intussusception. Dès que la réduction eut commencé à se faire, elle s'effectua facilement, à part une légère résistance, bientôt vaincue, tout à la fin. Plus de 18 pouces furent ainsi tirés, puis rentrés rapidement dans la cavité abdominale. L'intussusception parut être iléo-cæcale ; les séreuses en contact n'offraient aucun exsudat et étaient parfaitement lisses et polies.

Il y eut pendant deux jours quelques vomissements qu'on attribua au chloroforme. Puis la convalescence s'établit rapidement. Toutes les sutures furent enlevées le dixième jour. La malade fut revue en novembre; elle était très-bien portante et approchait du terme d'une grossesse.

OBSERVATION VI.

(Gastrotomie pratiquée avec succès pour une invagination intestinale. (Résumée. J. Hutchinson, Medico-chirurg. trans., vol. LVII, p. 31, 1874, et Revue des sciences méd., V., p. 729.)

Petite fille de 2 ans, assez délicate, admise en 1871 à London hospital. On constate à son entrée la procidence hors de l'anus d'une anse intestinale longue de 2 pouces terminée par le cæcum avec la valvule iléo-cæcale ; le doigt n'atteint pas la limite supérieure de l'invagination. On trouve sur le trajet de la portion invaginée, s'enfonçant du côté gauche, une tumeur allongée, symétrique et résistante.

Le début des accidents remontait à un mois; il y avait eu des vomissements et des selles sanglantes. Le prolapsus qui durait depuis quinze jours avait pu être réduit plusieurs fois et maintenu par une pelote de liége ; mais depuis trois jours la réduction était devenue très-difficile. Pas d'obstruction intestinale réelle, mais constipation temporaire. Etat général très-mauvais.

Le chloroforme fut administré, et l'enfant étant tenue par les pieds, la tête en bas, le rectum fut distendu par une injection d'eau chaude. La réduction parut se produire d'abord, mais chaque fois que le rectum se vidait, le déplacement se reproduisait.

L'état général de l'enfant qui paraissait devoir succomber légitimait l'intervention chirurgicale ; elle fut chloroformée de nouveau, et la gastrotomie fut faite. L'invagination longue de 15 centim., était iléo-cæcale ; il n'y avait ni adhérences, ni signes de péritonite ; la réduction fut facile. La guérison se fit rapidement. Les épingles furent enlevées au quatrième jour, et l'enfant quitta l'hôpital, trois semaines après l'opération, en parfaite santé.

OBSERVATION VII.

Invagination du gros intestin chez une enfant de 6 mois. Gastrotomie. — Mort. Par Jonathan Hutchinson (Royal med. and surgical Society of London, 14 décembre 1875. In the Lancet, 18 décembre 1875).

Hutchinson vit, avec le Dr Madge, une petite fille de 6 mois, qui avait une invagination de tout le gros intestin. Le toucher rectal permettait de sentir l'intestin invaginé, faisant saillie dans le rectum. Tous les moyens ordinairement employés en pareille circonstance furent vains, et le quatrième jour Hutchinson fit la gastrotomie.

La pauvre petite malade allait évidemment succomber très-rapidement si l'on n'intervenait pas. Il fut difficile de réduire l'invagination ; Hutchinson n'y réussit que par un procédé spécial. L'enfant mourut six heures après l'opération.

L'autopsie démontra les traces d'une péritonite généralisée.

2° *Observations de gastrotomies pratiquées dans toutes les variétés d'occlusion intestinale autres que l'invagination.*

OBSERVATION VIII.(Prédite).

Etranglement interne par une bride épiploïque ; gastrotomie pratiquée
par M. le Dʳ Duplay. — Mort. (1)

La nommée Fr..., âgée de 65 ans, est entrée le 2 octobre 1873 à
l'hôpital Saint-Antoine, salle Sainte-Madeleine, n° 29 ; elle se
plaint d'une douleur sourde et profonde qu'elle ressent depuis
quelques jours dans le ventre, surtout du côté gauche.

Renseignements. — Elle est d'une constitution assez forte ; elle a
eu 18 grossesses dont les huit dernières n'ont pu être menées à
terme. Les dix premiers accouchements ont été normaux et les
fausses couches n'ont été suivies d'aucun accident. Tous les enfants
sont morts de convulsions dans les deux premières années qui ont
suivi leur naissance.

Réglée pour la première fois à 18 ans, elle a eu une menstrua-
tion très-régulière jusqu'à l'âge de 52 ans. Elle n'a jamais été malade. Sa mère est morte d'un kyste de l'ovaire à 45 ans ; son père a
vécu jusqu'à 85 ans.

Il y a deux mois, à la suite de douleurs abdominales assez vives,
mais très-supportables cependant, elle eut une hémorrhagie rectale
assez abondante qui dura un jour entier ; le sang rendu était rouge
et presque pur. Pendant les cinq ou six jours qui suivirent cette
hémorrhagie, elle ressentit dans le ventre des douleurs sourdes et
continuelles qui cédèrent à l'application de cataplasmes laudanisés.
Elle ne sait à quelle cause rattacher cette hémorrhagie survenue
sans autres prodromes que des coliques légères. Le jour même de
cette hémorrhagie, elle eut cependant plusieurs vomissements,
noires comme de l'encre, ressemblant à du marc de café, et ayant
une odeur désagréable.

(1) Nous devons cette intéressante observation à l'extrême obligeance
de M. le Dʳ Duplay.

Au bout de six à sept jours, la malade allait parfaitement bien et put reprendre ses occupations.

Il y a quelques jours, elle fut reprise de douleurs analogues aux précédentes, mais sans vomissements ni hémorrhagie. Elle entre à l'hôpital Saint-Antoine le 20 octobre ; la veille elle avait eu une selle naturelle.

État à l'entrée. — Le ventre est légèrement ballonné, peu douloureux à la pression. En aucun point on ne trouve de tumeur ; il y a un peu de liquide dans l'abdomen. On porte le diagnostic de péritonite chronique sans pouvoir préciser quelle pouvait en être la cause déterminante.

Les jours suivants, la malade fut assez abattue, mais sans fièvre ; elle eut plusieurs vomissements bilieux. La constipation était complète et ce ne fut que par l'administration de quelques lavements huileux qu'elle eut quelques selles.

10 octobre. La malade eut sa dernière selle ; depuis cette date, la constipation fut absolue, en même temps qu'il y eut absence complète d'émission de gaz par l'anus.

Le ventre se ballonne de plus en plus, la sensibilité ne s'exagère pas. On fait appliquer de la glace sur le ventre. Tous les jours on administre plusieurs lavements purgatifs qui sont rendus tels quels. Malgré cet état de choses le pouls ne s'élève pas, la température reste normale. La malade ne se plaint pas plus que d'habitude.

Le 24. Vomissements fécaloïdes. On donne 30 gr. d'huile de ricin et un lavement purgatif.

Le 25. La malade a vomi son huile de ricin ; le lavement purgatif n'a fait aucun effet ; pas de hoquet, pas de fièvre ; la malade a toute sa connaissance.

M. Gombault qui voit la malade ordonne : huile de ricin, huile d'amandes douces, une cuillerée à café toutes les heures.

M. Duplay voit aussi la malade ce jour-là. Le toucher rectal ne fait rien connaître de précis ; à gauche et en arrière, l'extrémité du doigt atteint une masse indurée qui fait penser à une tumeur comprimant le tube intestinal.

Une sonde œsophagienne puis une sonde uréthrale ordinaire, rendue rigide au moyen d'un mandrin, ne peuvent pénétrer au delà de 0,06 à 0,07 centim. environ. M. Duplay décide que la gastrotomie aura lieu le lendemain si la malade n'a pas eu de garde-robe.

Le 26. Trois vomissements fécaloïdes ; le ventre est de plus en plus douloureux, surtout à gauche ; l'opération est décidée.

Opération. — Une incision est pratiquée sur la ligne blanche depuis l'ombilic jusqu'au pubis ; cette incision intéresse la peau, les plans aponévrotiques, et arrive jusqu'au péritoine qui est incisé avec précaution sur une sonde cannelée. Les anses de l'intestin grêle, distendues par les gaz, font irruption au dehors, et sont au fur et à mesure recouvertes de flanelles détrempées dans l'eau chaude ; ces anses intestinales sont légèrement congestionnées.

M. Duplay introduit la main dans l'abdomen et dirige immédiatement ses recherches vers la fosse iliaque gauche, au niveau de laquelle il ne trouve aucune tumeur. Là n'était donc pas la cause de l'étranglement.

L'incision est prolongée en haut en contournant à gauche la cicatrice ombilicale ; les anses de l'intestin grêle sortent complètement de l'abdomen et sont enveloppées de flanelle. M. Duplay examine alors le côlon transverse. Celui-ci ressemble à un cylindre rigide ; il est distendu par des fèces extrêmement dures. Au niveau du point de jonction du côlon transverse et du côlon descendant, on trouve une bride résistante qui étrangle l'intestin ; au-dessous de cette bride, le tube intestinal est flasque et absolument libre.

L'intestin au niveau de l'étranglement est d'un rouge livide, et dès que M. Duplay le touche, il se fait une perforation par laquelle s'échappe une assez grande quantité de gaz et de matières fécales, solides et liquides. On prend les plus grands soins pour que ces matières ne s'épanchent pas dans l'abdomen, puis la bride étant incisée, on attire l'intestin perforé à l'intérieur pour établir un anus contre nature. Les anses intestinales sont réduites assez facilement ; huit points de suture réunissent les parois abdominales et huit autres points les lèvres de la plaie intestinale à une ouverture ménagée à la peau, un peu au-dessus de l'ombilic (3 cent. environ). Un bout de sonde œsophagienne est maintenu dans l'orifice béant de l'anus contre nature pour faciliter l'écoulement des matières.

La malade a perdu très-peu de sang, et quand on la porte dans son lit, elle est dans un état relativement satisfaisant.

Dans les premiers instants qui ont suivi l'opération, elle a rendu beaucoup de gaz par son anus artificiel, mais pas de matière fécales. Les vomissements fécaloïdes continuent, et elle meurt le 27 à deux heures du matin.

Autopsie. — L'estomac est sain, considérablement distendu par des gaz. Tout l'intestin grêle est également distendu et renferme une grande quantité de matières fécales en bouillie, analogues aux matières rendues par les vomissements.

Le cæcum est rempli de fèces extrêmement dures; il est fortement injecté. Le côlon transverse contient aussi une grande quantité de matières semblables. Au niveau de l'incision faite à l'intestin pour pratiquer l'anus contre nature, la muqueuse intestinale est d'un rouge noir, et se déchire avec une telle facilité, que malgré toutes les précautions prises pour dérouler l'intestin, le bout supérieur et le bout inférieur se sont presque complètement séparès l'un de l'autre, et ne se trouvent plus réunis que par une languette fort mince. Cette friabilité extrême explique suffisamment la perforation de l'intestin qui s'est produite au moment de l'opération; elle existe dans une étendue de 0,05 centimètres sur chacun des bouts. Rien de particulier à noter sur les autres organes contenus dans le bassin.

OBSERVATION IX.

Gastrotomie dans un cas désespéré d'obstruction intestinale dont le siége de l'obstacle était inconnu. — Cancer de l'S iliaque ; colotomie lombaire. — Guérison. Par Pridgin Teale. (Traduite de l'anglais. In the Lancet, 1875, p. 369.)

Joseph W..., sommelier, âgé de 40 ans, souffrait depuis deux ou trois mois, en octobre 1873, d'une douleur vive dans le bas du dos. La douleur était vive dans les mouvements et surtout la nuit, elle l'empêchait souvent de dormir. Il rendait du sang et des mucosités par les selles et les matières fécales étaient de temps en temps petites et effilées. Le toucher rectal ne fit rien reconnaître dans le rectum qui avait ses dimensions ordinaires; il n'y avait ni ulcérations, ni tumeur. Le repos, le régime et l'usage de suppositoires morphinés rendirent aux selles leur régularité et leur forme normale, mais sans faire disparaître les douleurs et les évacuations de sang.

Cinq semaines plus tard, MM. S. Hey et Oglesby constatèrent

l'existence d'une petite tumeur vers la fosse iliaque gauche. La poudre de Dower à petites doses et quelques modifications dans le régime amenèrent la diminution de l'écoulement sanguin, et, à partir de Noël, celui-ci disparut complètement. Le malade reprit son travail à cette époque quoique souffrant parfois aussi vivement de douleurs dans le dos. Jusqu'en juin, il alla assez bien, ayant chaque jour une selle solide, bien moulée, sans évacuation de sang, ni de mucus.

Au milieu de juin, les selles se supprimèrent et il survint un tympanisme considérable. Au bout de dix jours, aucune amélioration n'ayant été produite par le traitement, il entra à Leed's Infirmary, le 1er juillet 1874.

Au bout de quatre semaines d'obstruction intestinale complète, on perdit tout espoir d'une terminaison spontanée. Pendant les trois ou quatre derniers jours, la douleur avait été excessive; l'amaigrissement était rapide; il y avait eu plusieurs fois du délire et la vie ne semblait pas devoir se prolonger plus de trois ou quatre jours sans intervention. Dans une consultation, il fut convenu que l'opération était indiquée et qu'en l'absence de notion exacte sur le siége du rétrécissement, on était autorisé à ouvrir la cavité abdominale pour rechercher le siége et la cause du rétrécissement et déterminer la possibilité de faire cesser l'obstruction par la colotomie lombaire à droite ou à gauche.

Opération, juillet 1874. — Le malade étant chloroformé, une incision fut pratiquée sur la ligne médiane, au-dessous de l'ombilic, sur une longueur d'environ 5 pouces (15 cent. 5) La main put être introduite par cette incision entre les intestins distendus et la paroi abdomidale. On reconnut sur le côlon descendant, au-dessus de la crête iliaque, une masse dure du volume d'une noix, qui paraissait adhérer à l'intestin. Il était, dès lors, évident que la colotomie lombaire gauche donnerait le résultat désiré.

Les bords de l'incision abdominale furent réunis temporairement par cinq points de suture métallique, qui furent serrés autant que le permettait la distension de l'abdomen. L'opéré fut alors tourné sur le côté et l'opération d'Amussat fut pratiquée à la région lombaire gauche. L'ouverture du côlon fut suivie d'une évacuation abondante de gaz et de matières demi-liquides, ce qui permit de resserrer les sutures et de fermer la plaie de la paroi abdominale.

Les résultats de l'opération furent très-satisfaisants. La plaie abdominale se cicatrisa sans difficultés ; au bout de peu de jours, le malade put s'alimenter. Le 3 octobre 1874, son état général était très-satisfaisant, et il désira reprendre son travail.

Les quatre cinquièmes des matières étaient évacuées par l'anus et l'ouverture lombaire n'était gênante que lorsqu'il y avait eu un purgatif d'administré. Mais la tumeur de la fosse iliaque avait le volume d'une bille de billard, et les douleurs vives qu'elle causait nécessitaient, deux fois par jour, des injections hypodermiques.

Le 11 janvier 1875, le malade revint à l'hôpital ayant très-bon aspect et se sentant plus fort qu'il n'avait été depuis un an. Il avait repris son service de sommelier, mais il était à craindre que la maladie primitive eût gagné du terrain, parce que les matières évacuées par l'anus n'étaient plus qu'en petite quantité et qu'il y avait des douleurs vives se propageant au rectum.

OBSERVATION X.

Introduction d'un corps étranger volumineux par le rectum jusque dans l'S iliaque. — Accidents d'occlusion. — Laparo-entérotomie, par M. Studsguaard. — Guérison (1).

Jean F..., valet de pied, âgé de 35 ans, fut admis, le 10 janvier 1878, à l'hôpital de la commune de Copenhague ; il sortit guéri le 16 avril 1878. La veille de son entrée, il s'était introduit dans le rectum un verre à champignons vide, le goulot en haut ; il voulait, disait-il, par ce moyen remédier à une diarrhée rebelle. Le 10 janvier dans la matinée, il fut obligé d'appeler un médecin, des douleurs aiguës s'étant manifestées dans le ventre. Il fut chloroformisé, mais le verre qui, avant l'administration du chloroforme, était accessible au toucher rectal, remonta vers la partie supérieure du rectum pendant le sommeil anesthésique. Le malade fut alors transporté à l'hôpital.

Le malade était épuisé ; les douleurs de ventre allaient en s'accentuant ; les vomissements n'étaient constitués que par le rejet

____

(1) Cette observation est extraite d'un travail présenté par M. Studsguaard, à la Société de chirurgie de Paris, séance du 25 septembre 1878.

de mucosités. A travers la paroi abdominale, un peu tendue, il était facile de s'assurer de la présence du verre dans la fosse iliaque gauche.

Dans la soirée, on chloroformisa le malade et l'on pratiqua la *rectotomie linéaire postérieure*. La main fut introduite jusqu'au troisième sphincter, qu'on n'osa pas forcer à cause de sa résistance. Le verre fut alors poussé en bas dans le petit bassin, en exerçant une pression avec les mains dans la fosse iliaque gauche à travers la paroi abdominale; mais le corps étranger n'avait aucune tendance à descendre dans le rectum. M. Studsgaard se décida immédiatement à pratiquer la *laparo-entérotomie antiseptique*.

Une incision de 0,10 centimètres, commençant à l'ombilic, fut faite sur la ligne médiane. On tira au dehors une anse, qu'on jugea être l'*S* iliaque, et par une incision de 0,04 centimètres pratiquée sur l'intestin, on put extraire le verre par son goulot. Des éponges et des compresses appliquées avec soin tout autour de la plaie intestinale empêchèrent les matières fécales de venir se mettre en contact avec le péritoine. La plaie de l'intestin fut fermée au moyen de douze ou quatorze sutures de catgut, d'après la méthode de *Lembert*; pour plus de sureté, trois nœuds furent fait à chaque suture.

La plaie abdominale fut réunie avec huit sutures de soie à nœuds et à huit de chiffre alternativement (Hleppner).

L'opération dura une heure.

Le verre (1) avait une longueur de 0,17 centimètres; sa base avait 0,05 centimètres de diamètre, et son extrémité supérieure au goulot en avait trois. L'orifice était cassé dans une étendue de 0,005 millimètres en longueur; cette entaille était évidemment de date ancienne; elle présentait des bords tranchants.

La guérison traîna en longueur et le pronostic fut pendant longtemps incertain, à cause d'une péritonite locale avec formation d'abcès que j'ouvris sur la ligne médiane et à travers le rectum, dont la paroi postérieure était soulevée par une poche purulente.

Deux jours après l'opération, des gaz s'échappèrent par l'anus, et dès le neuvième jour, le malade avait des selles spontanées qui

---

(1) Ce verre, dont nous avons vu le dessin, grandeur naturelle, représente une petite bouteille de conserves à parois très-épaisses et dont la base est plus large que le goulot.

étaient bien moulées et non purulentes. Il quitta l'hôpital, complètement guéri, le 16 avril 1878 ; les muscles sphinctériens fonctionnaient normalement déjà depuis longtemps.

Réflexions. — Etais-je autorisé à opérer le malade ? Quelques-uns me répondront que, d'une manière générale, et également dans le cas particulier, la gastrotomie n'était pas indiquée ; d'autres auraient été d'avis d'attendre. Je ferai pourtant remarquer qu'une tentative d'extraction, par la méthode de Simon, fut faite, mais en vain, car il m'était impossible d'introduire dans le rectum plus de deux doigts ; je ne pus même atteindre facilement l'angle sacro-vertébral qu'après avoir pratiqué la rectotomie linéaire postérieure jusqu'au coccyx. Simon dit (Laugenbeck's, Archiv., vol. XV, p. 101) : que trois ou quatre doigts peuvent être introduits dans le rectum jusque dans l'anse inférieure de l'*S* iliaque ; cette assertion me semble inexacte d'une manière générale. Quant à moi, j'ai été plusieurs fois obligé de m'en abstenir à cause de la grande résistance que j'éprouvais à introduire ma main, et pourtant la plus grande circonférence de ma main mesure 0,025 millimètres de moins que les dimensions indiquées par Simon pour pratiquer facilement l'exploration rectale. Il est possible que la résistance que j'ai éprouvée tint à un spasme circulaire qui mettait également obstacle au glissement du verre par en bas. Je cessai rapidement mes tentatives d'extraction par le rectum ; du reste, l'entaille du goulot qu'on découvrit plus tard, aurait pu facilement perforer l'intestin par une pression immodérée. Il ne lui restait alors que les chances d'une laparo-entérotomie ou l'expectation ; les motifs suivants me décidèrent à la première alternative : Pouvait-on espérer que le corps étranger fut expulsé par les simples contractions de l'intestin ? Il me parut plus rationnel d'admettre que le corps étranger déterminerait des accidents d'iléus mortels, et qu'une péritonite devait survenir fatalement.

Un corps étranger de telles dimensions ne pouvait, à mon avis, passer à travers la paroi abdominale après avoir déterminé un travail inflammatoire ulcératif local, sans exposer le malade à des accidents tout au moins aussi graves que ceux qui pouvaient résulter d'une incision abdominale. Pour ces raisons, je préférai la laparo-entérotomie immédiate, en faisant l'incision sur la ligne médiane, comme dans l'ovariotomie.

Je rejetai l'entérotomie par le procédé de Littre, parce que l'espace dans lequel doit manœuvrer le chirurgien est rendu trop étroit par la direction oblique des fibres musculaires. J'ai donné la préférence à la suture de Lembert (inversion des bords avec adossement des surfaces péritonéales), parce qu'elle est moins compliquée que celle de Jobert (invagination de toute la partie incisée de l'intestin, avec sutures circulaires), qu'elle se fait plus promptement et avec moins de manipulations de l'intestin.

OBSERVATION XI.

Etranglement interne par une bride mésentérique. — Gastrotomie. — Mort. — Par Annandale (Edimburg méd. journ., février, 1871, et Arch. méd., t. II, 1871, p. 742).

U. M..., âgé de 55 ans, qui, depuis quelques années, menait une vie assez agitée, sortait de chez lui, en parfaite santé, le 14 novembre 1870, au matin, pour aller vaquer à ses occupations de colporteur. A huit heures environ, il rentra pour déjeuner, puis il alla à la ville sans difficulté, selon son habitude.

A deux heures de l'après-midi, il fut pris subitement, au milieu de son travail, d'une violente douleur dans le ventre, qui persista le reste de la journée et toute la nuit. La douleur était tellement vive, que le malade se plaignait sans relâche pendant plusieurs

heures. Sur l'avis d'un médecin, on lui donna un lavement énergique, puis une forte dose d'eau de Sedlitz; l'un et l'autre restè-
rent sans résultat.

Le lendemain matin, il prit une tasse de thé, mais la vomit immédiatement; presque aussitôt il commença à avoir des vomissements abondants de matières fécales, et la douleur, un instant
apaisée, reparut.

Un purgatif énergique (huile de croton) est donné, mais il reste
sans action sur l'intestin ; et malgré l'administration de plusieurs
lavements, le malade ne rendit aucune matière fécale.

Pendant toute la journée suivante, il resta dans le même état,
il avait de petits moments de sommeil, mais, à son réveil, la douleur reparaissait et les vomissements fécaloïdes recommençaient.

Le matin du quatrième jour après l'accident, je vis le malade
avec M. le Dr Murray pour la première fois, et je constatai les
symptômes suivants :

Le ventre est légèrement ballonné, mais non douloureux à la
pression, l'exploration ne fait découvrir la présence d'aucune tumeur circonscrite. Les orifices herniaires sont libres et n'offrent
aucun des signes de l'existence de tumeur en rapport avec eux.

Le rectum est entièrement vide, et les matières vomies sont bien
de nature fécaloïde. Le pouls est faible, non filiforme, les traits
sont tirés, mais sans expression anxieuse. Je fais donner deux injections qui n'ont pour résultat que de déterminer l'expulsion de
deux petites scybales. En présence de ces symptômes, je déclarai
que, pour moi, la seule chance de sauver le malade était d'ouvrir
la cavité abdominale, puis de rechercher et d'enlever, si cela était
possible, la cause de l'obstruction.

Le malade accepta l'opération; je proposai alors de le faire
transporter au Royal Infirmery.

La chambre qu'il habitait était noire, sale et mal disposée pour
une opération. Mais, pendant les préparatifs de départ, le malade
devint si faible, que je jugeai plus prudent de faire l'opération sur
place. Tout fut donc préparé pour le soir même, et les Drs Murray,
Chiene et A. Muller furent assez aimables pour m'accompagner et
me prêter leur concours.

Une fois le malade sous l'influence complète du chloroforme, je
fis une incision étendue de un pouce au-dessous de l'ombilic
jusqu'à environ deux pouces au-dessus du pubis; je divisai ainsi la

paroi abdominale jusqu'au péritoine, et, après avoir lié une petite artère qui donnait à la partie inférieure de la plaie, je coupai avec soin la séreuse péritonéale dans une longueur correspondant environ aux deux tiers de l'incision pariétale. Dès que la cavité péritonale fut ouverte, une grosse masse d'intestin grêle fit hernie entre les lèvres de la plaie ; il fut permis de remarquer qu'une portion de cet intestin était très-dilatée, tandis que l'autre était non-seulement resserrée, mais encore congestionnée. A la réunion de ces deux parties, on distingue facilement l'obstruction, qui était du reste complète.

La cause de l'obstruction était une corde fine comme une bande de tissu plastique, adhérente au mésentère, enveloppant complètement l'intestin, qui se trouvait ainsi comprimé dans toute sa circonférence. Cette bride était si molle, que lorsqu'on la prit avec les doigts, elle se détacha facilement de son point d'attache, et l'intestin fut débridé et libre. Pas de traces de péritonite.

La portion de l'intestin qui avait fait hernie entre les bords de la plaie fut replacée avec soin dans la cavité abdominale, les bords de l'incision rapprochés et maintenus par quelques sutures de fil qui comprenaient le péritoine. Quelques sutures superficielles furent interposées entre les profondes. Pansement antiseptique : plumasseau d'étoupes fixé par un large bandage de corps. Dès que le malade fut sorti de l'influence chloroformique, on lui donna, sous forme de pilules, deux grains d'opium. Forcé de quitter la ville le soir même, je priai le Dr Chiene, conjointement avec le Dr Murray, de vouloir bien se charger du malade.

Voici dans quels termes ce dernier gentleman rend compte du progrès de la maladie.

« A une heure du lendemain matin, environ six heures après l'opération, le malade devient plus faible, se plaint de douleurs dans le ventre, mais n'a plus de vomissements. (Autre grain d'opium). A neuf heures, la douleur abdominale devient moins pénible ; on donne à boire un peu de limonade et de cherry, lesquels ne sont pas rejetés. Dans l'après-midi, l'opéré se trouve plus mal ; le pouls devient faible et irrégulier, puis le malade s'affaiblit de plus en plus et meurt, avec tous les signes de l'épuisement, vers une heure. Les vomissements n'avaient pas reparu depuis l'opération. »

A mon retour de la campagne, le lendemain de la mort du malade, je fis l'examen de l'abdomen ; malheureusement il fut superficiel, le corps étant déjà dans la bière. Les bords de la plaie sont bien au contact et réunis au moyen d'une couche de lymphe plastique ; on distingue même la différence entre la nature de l'intestin dilaté et resserré, ainsi que la trace de l'étranglement, mais à un degré moindre que pendant la vie. La marque de la bride autour de l'intestin existe encore ; le canal de l'intestin, à ce niveau, est très-perméable. Pas de trace de péritonite ; par contre, obstruction dans la continuité de l'intestin.

OBSERVATION XII.

(Publiée dans The lancet, 10 juin 1871 et dans Arch. de méd., t. I, 1872, p. 93). — Accidents d'occlusion intestinale. Gastrotomie. — On ne trouve pas d'obstacle au cours des matières. — Soulagement immédiat. — Guérison.

Le Dr Georges Buchanan a rapporté dans *The Lancet* (10 juin 1871), un cas assez curieux d'obstruction intestinale, dans lequel il a pratiqué la gastrotomie. Quoique l'opération n'ait pas permis de découvrir la nature de l'obstacle, elle a été suivie d'un soulagement immédiat des accidents et de la guérison complète de la malade. Voici cette observation.

Marie K..., domestique âgée de 29 ans, jouissant d'une bonne santé, bien constituée, rentra le 16 février parfaitement portante, après avoir pris son souper, composé de pain, de beurre et de porter. A deux heures du matin, elle fût prise d'une violente douleur dans la région stomacale, et sur le champ elle vomit une partie du contenu de son estomac. Les vomissements recommencèrent plusieurs fois avec une courte rémission de dix ou quinze minutes entre eux, et accompagnés chaque fois de violentes douleurs dans l'abdomen. Sa maîtresse, justement alarmée, demanda le secours du Dr Carron, qui vint donner ses soins vers trois heures trente du matin. Il me dit qu'il a trouvé Marie K... vomissant encore par intervalles, se plaignant d'une douleur à la région épigastrique, que cette douleur était d'un genre spasmodique, descendant d'un côté jusqu'à l'hypochondre droit, et de l'autre montant jusqu'à l'épaule.

A l'examen le Dr Carron trouva de la sensibilité à la pression vers l'ombilic, le pouls mou et facile à déprimer, la langue moite, pas de fièvre, et la respiration, dans l'intervalle des spasmes, ayant son apparence normale. Elle était couchée sur le côté gauche parce que cela lui était plus commode pour vomir, mais elle pouvait encore se mettre sur le côté droit, excepté quand revenaient les élancements de la douleur ou les vomissements, et elle pouvait étendre ses membres. La maîtresse apprit au Dr Carron qu'elle avait souvent souffert à ce qu'il semblait de l'estomac, que sa mère et sa sœur étaient mortes d'attaques semblables, et que, dans le cas de sa sœur, la mort était survenue après vingt-quatre heures de souffrances. La malade pour le moment ne souffrait pas beaucoup, mais le résultat final de sa maladie la mettait dans une grande alarme. Pour soulager les symptômes décrits, des fomentations aussi chaudes que la malade put les supporter furent régulièrement appliquées, et une forte dose d'éther et de laudanum fut administrée en vue de faire disparaître les spasmes. Sous l'influence de ce traitement la malade fut comparativement assez bien pendant quelques heures. Elle prit une ou deux fois un peu d'eau-de-vie, et dans la matinée du thé de bœuf par petites quantités ; mais généralement cette alimentation amenait le retour des spasmes et des vomissements. De la glace avec ou sans eau-de-vie fut alors donnée. Dans la nuit du 18 février, environ vingt heures après le commencement des accidents, un grand lavement de savon et d'eau chaude fut administré ; mais il n'excita que des douleurs spasmodiques et fut rendu sans aucune matière fécale. Une potion anodine d'éther et de laudanum quoique rejetée en partie, fut gardée en quantité suffisante pour procurer un soulagement partiel.

Le 19, le même état continua. La malade vomissait par intervalles, spécialement après qu'elle avait pris quelque aliment. Elle fit quelques efforts infructueux pour aller à la selle, mais elle pouvait encore uriner. Dans la soirée du 19, elle avait une grande sensibilité de l'abdomen qui semblait s'étendre aux extrémités, en sorte qu'aucun mouvement n'était possible sans une grande douleur, et que la malade ne pouvait souffrir qu'on la touchât. Quelques doses de poudre de Dower lui furent données par intervalles, mais elles furent régulièrement vomies aussitôt qu'avalées. Pour diminuer les douleurs abdominales qui étaient intolérables, une large mouche vésicante fut appliquée sur le ventre. Le vésicatoire fit bien cloche, mais sans rien enlever de la douleur, et avant quatre heures du matin, le 20 février, après beaucoup de souffrances, les vomissements de matières fécales commençaient. Dans le courant de la journée le Dr Carron voyant que les matières rendues prenaient rapidement un caractère excessivement alarmant conseilla de me faire appeler; mais la malade et ses amis qui avaient été à la ville, craignant qu'on ne leur offrît une opération que le Dr Carron leur avait dit être la seule chose qui restait à faire, lui refusèrent cette permission.

Les vomissements de matières fécales ayant duré toute la nuit et la malade étant tout à fait épuisée; je fus appelé à onze heures du matin, le 21, trois jours après le début des accidents.

Quand j'arrivai, la malade était en train de vomir le contenu de son intestin, et les matières rendues avaient l'aspect le plus alarmant. Cela paraissait la faire souffrir beaucoup, car elle se plaignait continuellement. Sa voix était éteinte, son visage anxieux et pâle, les extrémités froides, le pouls petit, elle souffrait beaucoup dans quelque position qu'elle se couchât. L'abdomen était distendu par des flatuosités. Mais l'abdomen le plus attentif que je pus faire ne me permit pas de désigner d'une manière certaine un point où l'on pût rapporter le siége de l'obstruction. Le grand lavement donné deux jours auparavant par le Dr Carron, introduit facilement avec une sonde rectale, semblait indiquer que l'obstruction ne se trouvait point dans la partie inférieure du gros intestin, et les accidents généraux faisaient plus tôt penser à l'intestin grêle qu'à toute autre partie du côlon.

Il était clair pour moi et pour le Dr Carron (qui avait noté avec le plus grand soin tous les accidents depuis le début de la maladie) que nous avions affaire à une obstruction subite d'une partie de l'intestin grêle, que les symptômes suivaient une marche rapide, et qu'il n'y avait pas d'autre terminaison qu'une terminaison fatale. Nous exposâmes alors la nature de la maladie au père de la malade, homme intelligent qui était venu à Glascow avec son fils, pour offrir leurs services. Nous lui dîmes que la seule chance qui nous restait était d'ouvrir l'abdomen, que nous courions la chance de trouver ainsi la cause de l'obstruction, et que s'il y avait un remède quelconque nous nous empresserions de l'employer; que cette opération ne donnait rien de plus qu'une chance de succès, et que le résultat en était tellement problématique que nous devions faire un peu plus que de leur dire; qu'ils devaient discuter cela avec la malade (qui avait encore toute son intelligence,) et que s'ils se décidaient à accepter ce moyen, j'étais tous disposé à faire l'opération. Et comme la malade était une jeune femme qui jusque-là avait joui d'une parfaite santé, nous les pressâmes de nous laisser avoir recours au moyen qui nous restait encore de lui sauver la vie. La malade et ses amis y ayant consenti, avec l'aide du Dr Carron, de M. E. Clarke (mon préparateur), et M. M' Greyor (mon chirurgien consultant), je procédai comme il suit à l'opération. Ayant placé le malade sous l'influence de l'éther, je fis, à partir de l'ombilic, une incision d'environ quatre pouces de longueur, divisant couche par couche les tissus, jusqu'à ce que je fus arrivé sur le péritoine. Alors je l'incisai sur un conducteur dans la même étendue. Aussitôt que je l'eus ouvert, il s'en écoula une quantité de liquide séreux et trouble qui fut recueilli dans un vase de verre. Tant qu'il coula on comprima légèrement l'abdomen, et ce qui en fut recueilli peut-être évalué à une pinte. Il offrait tout à fait l'apparence du petit-lait, avec des flocons comme des grumeaux de lait caillé qui flottaient dedans. Ce liquide était très-acide et attaquait la peau quand il était en contact avec les mains. Quand la grande partie du liquide fut écoulée, j'écartai, les lèvres de la plaie pour examiner le contenu de l'abdomen. Immédiatement au-dessous de l'incision, l'intestin grêle formait des replis transverses et était retenu dans cette position par de récentes adhérences péritonéales. Dans un endroit, il tournait si brusquement sur lui-même, qu'il faisait penser que le calibre de l'intestin, en cet endroit, devait être singulièrement rétréci, si même il n'était pas tout à fait fermé; mais il n'y avait pas de différence visible entre la portion supérieure de l'intestin et celle qui était au-dessous de la partie étranglée. N'étant pas complétement persuadé que la cause des accidents fût sous mes yeux, j'introduisis ma main droite, et je fis un examen systématique de la cavité abdominale. Je détruisis d'abord les adhérences du péritoine dans les replis du péritoine avec les replis de l'intestin qui se montraient à moi, et je trouvai qu'on pouvait les séparer sans en blesser en rien la stucture. Je commençai alors, aussi loin que je pus le juger, à la fin du jéjunum, et je passai ma main sur tous les intestins, en les tirant dans le bassin, par petites secousses, pour voir s'il ne pourrait pas se trouver là une hernie pelvienne. Mais il ne me parut pas y avoir d'autres adhérences que celles des intestins les uns avec les autres, adhérences qui furent facilement détruites. Le tube intestinal semblait être partout assez distendu par les flatuosités, et cette condition demandait la main d'un assistant pour maintenir les intestins et les empêcher de sortir de la cavité abdominale. L'examen du côlon ne me donna également que des résultats négatifs. Je ne pus y découvrir ni le siége de l'étranglement, ni aucune adhérence. Il était aussi distendu par des flatuosités, mais pas au même degré que l'intestin grêle. Mon espérance étant ainsi trompée, car je ne trouvai aucun étranglement que je pusse débrider ou opérer, je jugeai qu'il était imprudent de pousser l'examen plus loin. Mais avant que de fermer la plaie, j'épongeai le bassin, comme j'ai l'habitude de le faire dans l'ovariotomie, quand on a lieu de croire que du sang ou uu autre liquide a pu s'épancher dans la cavité abdominale. La plaie fut fermée par trois sutures profondes et trois sutures superficielles, faites avec un fil d'argent. Les sutures profondes étaient passées à travers les parois abdominales, à un demi-pouce des lèvres de l'incision de la peau, et à un quart de pouce des bords de la plaie du péritoine, pour assurer la réunion immédiate des surfaces péritonéales. La plaie fut recouverte par de longues et larges bandes de taffetas adhésif, pour prévenir les mouvements de l'abdomen qui auraient gêné la réunion de la plaie.

On fit ensuite une injection hypodermique de morphine, et on recommanda à la malade de s'abstenir de tout aliment, soit solide, soit liquide. On prescrivit quelques gouttes de brandy, toutes les deux ou trois heures, et pour calmer la soif, qui était excessivement vive, on lui fit humecter les lèvres avec un morceau de glace.

A six heures du soir, je visitai la malade avec le Dr Carron.

A notre grande surprise, elle se trouvait très-soulagée depuis l'opération : pas de retour des vomissements, les douleurs abdominales et la souffrance générale beaucoup moins vives; la chaleur était revenu aux extrémités, mais la soif était encore ardente. Continuer les gouttes de brandy et la glace, et donner une injection de soixante gouttes de laudanum, répétée pendant la nuit, s'il est nécessaire.

22 février. La malade a peu dormi, mais l'état général est excellent. Pouls à 110, plein; soif modérée, pas de retour des vomissements. — Prendre par petite quantité du thé de bœuf.

A huit heures du soir, la malade se trouve bien; elle a uriné.

Le 23. Il y a ce matin une selle; les déjections sont composées de fèces très-dures et d'un liquide noir et acide. Dix heures du soir. Deux nouvelles selles depuis le matin, offrant le même caractère.

Le 24. Le mieux continue ; pas de suppuration de la plaie.

A partir de cette date, avec des variations occasionnelles, la malade entre graduellement en convalescence. Les fils furent enlevés le septième jour, et les lèvres de la plaie profonde se trouvèrent parfaitement réunies ; les bords de la peau, dans quelques endroits, étaient séparés, probablement parce que l'incision avait étéfaite à l'endroit où l'on avait posé le vésicatoire. Mais la réunion complète ne se fit pas attendre.

Quand la malade voulut prendre des aliments, on remarqua des troubles assez notables ; elle éprouvait surtout de la souffrance à mâcher et à ingurgiter, les muqueuses des lèvres, du palais et de la langue ayant été détruites par les matières acides vomies depuis le jour des accidents jusqu'au moment de l'opération. Mais en donnant les aliments par petites quantités, et souvent, on surmonta cette difficulté.

Quelques jours après que la plaie abdominale fut complètement fermée, quand la malade, devançant la permission, voulut se lever, elle eut de curieux élancements de douleur, de l'enflure et de l'œdème du membre gauche, de la sensibilité le long de la veine saphène, et de l'engorgement des ganglions inguinaux, accidents qui avait beaucoup d'analogie avec la phlegmatia dolens. Par les fomentations, l'élévation du membre, et consécutivement des bandages appropriés, tous ces accidents disparurent, et la guérison fut alors complète.

OBSERVATION XIII.

(Publiée par M. le Dr Cruveilhier, dans les Bulletins de la Soc. de chir., 1872 (Séance du 23 octobre), et dans la Gaz. des hôp., 1872, p. 1021). — Etranglement par un diverticulum. Gastrotomie. — Mort.

L... (Gustave), âgé de 22 ans, entre dans le service de M. Richet, suppléé par M. Cruveilhier, à l'Hôtel-Dieu, salle Sainte-Marthe, n° 46, le 27 septembre 1872, à dix heures du matin. Il est très-fortement musclé et d'une constitution robuste, bonne santé habituelle ; digestion facile, selles régulières et normales. Jamais il n'a eu de hernie.

Il y a huit mois, au retour de l'armée, il a eu une dysentérie qui a duré un mois et dont il s'est complètement rétabli ; jamais depuis il n'a rendu de sang par l'intestin ; il n'a pas d'hémorrhoïdes.

Le jeudi 16 septembre, arrivé à Paris depuis quelques jours, il est pris subitement, dans l'après-midi, d'une douleur intense dans la région iliaque droite. La veille, il avait été légèrement indisposé. il avait eu une selle demi-liquide ; le matin du 26, il avait pris pour son déjeuner des œufs ; depuis longtemps, il n'a pas mangé de fruits à noyaux ; il n'a avalé aucun corps étranger.

Le soir, il prend un purgatif qui amène des vomissements et pas de selles.

Le vendredi 27, les vomissements reviennent ; ils sont verdâtres, sans odeur ; la douleur augmente.

Le samedi, les vomissements deviennent acides, d'une odeur désagréable. Le malade entre dans le service de M. Fremy, à l'Hôtel-Dieu ; on constate le soir des vomissements fécaloïdes et l'absence complète de selles.

Un lavement purgatif amène l'issue de quelques bouchons muqueux venant du gros intestin ; pas de sang.

Le lundi 20, le malade est amené dans notre service, où nous constatons l'état suivant :

Les selles sont complètement supprimées depuis jeudi.

Vomissements abondants, fécaloïdes, jaunâtres, répandant une odeur infecte, indiquant par leur nature qu'ils viennent de la partie inférieure de l'intestin grêle.

Ballonnement du ventre généra et uniforme ; pas de saillies desnant des anses intestinales ; sonorite générale ; un peu de submatité dans la fosse iliaque droite, au niveau de laquelle la douleur est très-vive ; en ce point, on sent un empâtement mal circonscrit.

Les anneaux sont libres ; aucune trace de hernie ancienne ou récente.

Le toucher rectal donne des résultats négatifs.

Le pouls est à 112, large et régulier ; la température rectale à 38°,4.

La gastrotomie est décidée pour aller à la recherche de l'étranglement. M. Cruveilhier s'appuie sur l'impuissance des traitements antérieurs et l'urgence extrême de la situation. Le malade ayant quelques signes du début de la péritonite généralisée.

Opération. — A deux heures de l'après-midi. la malade est chloroformisé, une incision est pratiquée sur la ligne médiane, depuis le pubis (la vessie préalablement vidée) jusqu'à 3 centimètres au-dessous de l'ombilic; on lie quelques artérioles, et on prend toutes les précautions possibles pour empêcher le sang de tomber dans l'abdomen.

Aussitôt que le péritoine est ouvert, les anses intestinales font hernie à travers la plaie, qu'on agrandit jusqu'à l'ombilic, puis jusqu'au creux épigastrique; les anses intestinales sont rouges, injectées, quelques-unes couvertes de pus et de fausses membranes; on trouve dans le péritoine un liquide séro-purulent assez abondant; on perçoit très-manifestement une odeur de matière fécale. Après avoir essayé de vider les anses intestinales par des ponctions capillaires avec aspiration, on les explore les unes après les autres pour découvrir le siége de l'étranglement.

Toutes étaient distendues par des gaz.

On constate alors dans la fosse iliaque droite une tumeur formée par des anses intestinales, agglutinées par des fausses membranes qui se déchirent très-facilement; on trouve une anse rouge, congestionnée, qui paraît l'anse étranglée, et qui s'engage dans une autre anse passant perpendiculairement devant elles et formant une sorte de nœud ou d'anneau constricteur, de la largeur du doigt et très-résistant.

L'extrêmité de l'index introduit entre cet anneau et l'anse, qui semblait passer au-dessous, ne peut le dilater, ni le faire céder; on suppose qu'on a là un véritable nœud, et on cherche à réduire en refoulant l'anse engagée et en opérant des tractions. Tous les efforts sont inutiles. On est obligé alors de renoncer à lever l'étranglement, puisqu'on suppose qu'il est formé par l'intestin lui-même; on établit alors un anus artificiel, en fixant l'intestin au-dessus du pubis à la partie inférieure de la plaie, qui est amenée par deux sutures, l'une profonde, l'autre superficielle.

Application de glace sur le ventre. — P. 146; T. R. 39°,4. Les vomissements continuent. Le malade meurt sept heures après.

Autopsie trente-six heures après la mort.

A l'ouverture de l'abdomen, il s'écoula un liquide séro-purulent; les anses intestinales sont rouges, violacées, agglomérées en quelques points par des fausses membranes. En examinant l'intestin dans toute son étendue avec le plus grand soin, on reconnaît que la partie inférieure de l'intestin grêle s'engage sous un anneau

qui a formé un étranglement complet, il est impossible de faire re-
fluer du liquide ou des gaz au-dessous de cet anneau ; la séreuse
de l'anse étranglée est ulcérée, et on trouve deux sillons indiquant
sur la séreuse les limites de l'étranglement.

Il n'y a pourtant pas de perforation sur ce point. En prenant cette
circonvolution intestinale au-dessous de l'anneau constricteur, et
en la suivant, on parcourt ainsi une longueur de 35 centimètres,
et on revient alors au niveau de l'étranglement ; on s'aperçoit alors
que du bord interne de l'intestin part, à ce niveau, un diverticulum, large et évasé à son origine (1 demi-centimètre), va en dimu-
nuant jusqu'à son extrémité inférieure ; qu'il décrit une demi-cir-
conférence en se dirigeant d'abord en haut, puis en bas, et enfin à
droite, pour aller se fixer par son extrémité, par des adhérences
molles et faciles à déchirer, au détroit supérieur du bassin, au niveau où le muscle droit plonge dans l'excavation, en dedans
de l'extrémité inférieure du cæcum et de son appendice ; et
qu'enfin cette bride, longue de 10 à 12 centimètres, ainsi fixée par
ses deux extrémités, d'une part, à l'intestin, d'autre part aux
parois abdominales, a produit une *vive arête*, sur laquelle l'intestin s'est étranglé.

Deux petites perforations gangréneuses existent au point d'origine du diverticulum sur l'intestin ; une autre à son extrémité, au
point où elle est fixée sur le détroit inférieur.

Les perforations, qui existaient avant l'opération, laissent sortir
des matières intestinales. L'anse intestinale communique avec la
cavité du diverticulum par une très-large ouverture infundibuli-
forme.

Ainsi trois faits ressortent de cette observation.

1° La largeur du diverticulum démontrant pourquoi il a pu être
pris pendant l'opération pour l'intestin lui-même ;

2° La possibilité, si on avait reconnu la nature de la bride, de
lever l'étranglement en déchirant les adhérences de l'extrémité du
diverticulum à la paroi ;

3° La nécessité d'agir promptement, puisque dans ce cas, le
quatrième jour après le premier signe d'étranglement (douleur),
nous avons, pendant l'opération, constaté déjà une perforation intestinale et une péritonite généralisée qui ne laissaient aucun
espoir pour la guérison spantanée.

OBSERVATION XIV.

Hernie ventrale étranglée. — Gastrotomie. — Guérison par Terrier.
(Bull. de la Soc. de chir. de Paris, 1878.)

Usprunger, âgé de 63 ans, entre à l'hospice de Bicêtre, le 13 décembre 1877. Depuis vingt ans il est porteur d'une hernie inguinale gauche qui s'est réduite spontanément le 9 décembre. Depuis cette époque le malade n'a pas eu de selles, il n'a pas rendu de gaz par l'anus ; il a des nausées et des vomissements.

Le 14. Facies abdominal, nausées ; vomissements porracés dans la nuit. La hernie inguinale rentre et sort facilement, mais la pression en dedans de l'orifice interne du canal inguinal, vers le bord externe du muscle grand droit, est douloureuse, et le malade accuse en ce point des douleurs spontanées. A ce niveau, les téguments ne sont pas soulevés ; la palpation abdominale ne donne que des résultats négatifs. Le ventre n'est pas ballonné ; les urines ne sont pas supprimées ; température 37°.

Le ventre est plus ballonné ; deux vomissements dans la nuit. Absence de selles et d'émission de gaz.

Le 16. Pas de changement.

Le 17. Le facies est plus altéré ; les nausées sont plus fréquentes. Vomissements fécaloïdes ; constipation ; coliques vives. A la palpation on sent un empâtement au niveau du bord externe du muscle grand droit.

M. Terrier porte le diagnostic d'étranglement interne et se décide à pratiquer la gastrotomie.

L'opération est faite sous l'atmosphère phéniquée et les règles du pansement de Lister sont observées dans toute leur rigueur.

Une incision de 0,07 à 0,08 centim. est faite sur la ligne médiane entre l'ombilic et le pubis.

A l'ouverture de l'abdomen on constate qu'une anse d'intestin grêle pénètre dans la paroi abdominale, coiffée d'un sac péritonéal dont le collet l'étrangle. Ce sac était constitué par une hernie du péritoine au niveau du bord externe du grand droit. La hernie est facilement réduite ; l'intestin est violacé ; un sillon circulaire très-net marque le point de l'étranglement. La plaie abdominale est réunie au moyen de huit sutures profondes.

La guérison fut complète dix jours après l'opération. Le malade sortit de l'hospice le 19 février 1878. Il a une légère éventration sur la ligne médiane ; on y remédie en lui faisant porter une ceinture hypogastrique.

OBSERVATION XV.

Etranglement interne de l'intestin grêle par une bride fibreuse. — Gastrotomie. — Mort. — Par Cripps [Clinical Society of London. 24 may 1878).

Un jeune homme de 17 ans entra à l'hôpital présentant tous les symptômes d'un étranglement interne. Cinq mois auparavant, il avait reçu un coup dans l'abdomen; deux jours après cet accident, il était complètement rétabli. Depuis cette époque, il a été sujet à de la constipation. Six jours avant son entrée à l'hôpital, il ressentit dans la fosse iliaque droite, une douleur extrêmement vive, puis survinrent des vomissements. Une dose considérable d'opium fut donnée au malade peu après son entrée à l'hôpital; une légère amélioration s'ensuivit, mais les accidents reparurent et M. Cripps fit la gastrotomie le huitième jour de la maladie; une incision de 3 pouces fut faite sur la ligne médiane; on constata que la partie inférieure de l'iléon étant étranglée par une bride fibreuse, la bride fut incisée et la plaie abdominale suturée.

Le malade mourut huit jours après l'opération; il succomba à une diarrhée colliquative. L'autopsie ne révéla aucune trace de péritonite, le malade n'est donc pas mort de son opération. Des *purgatifs nombreux et énergiques* avaient été administrés avant que le malade n'entrât à l'hôpital; il est probable que la mort ne reconnaît pas d'autre cause que l'administration intempestive de ces purgatifs. M. Cripps considère l'opium comme une mauvaise médication dans l'occlusion intestinale; il masque les symptômes de la maladie et empêche le chirurgien d'agir.

INDEX BIBLIOGRAPHIQUE

AMUSSAT. — Mémoire sur la possibilité d'établir un anus artificiel dans la région lombaire sans pénétrer dans le péritoine. Paris, 1839.

ANGER (B.). — De l'étranglement intestinal. Th. Paris, 1865.

ASHURST (John).—De la laparotomie dans l'occlusion intestinale, in the American journal of med. sciences, 1874, t. II, p. 48, et in Arch. gen. med., p. 38, 1875.

BARBETTE. — Opera chirurg. anat., 1672 (De abdom. partibus internis; lib. X, cap. II.

BARDUZZI. — Diagnostic et traitement des occlusions intestinales internes. Lo expérimentale, août 1870.

BAYON. — De l'étranglement interne au point de vue du diagnostic et du traitement. Th., Paris, 1858.

BELLON. — Thèse, Paris, 1878. Des symptômes de l'étranglement interne dans leurs rapports avec le siége de la lésion.

BERGER (C.). — Mémoire sur les accidents nerveux dans les étranglements herniaires. Bulletins de la Société de chirurgie, 1876.

BESNIER. — Mémoire sur les étranglements internes de l'intestin. Paris, 1860.

— Etude sur le diagnostic et le traitement de l'occlusion de l'intestin. Th., Paris, 1857.

BOINET. — De la gastrotomie dans les lésions de l'estomac et de l'intestin. Gaz. méd. de Paris, 1874, et Dict. des sciences médicales.

BONNET. — Etranglement de l'intestin dans la cavité abdominale Th., Paris, 1830.

BOUTTET-DURIVAUX. — De l'occlusion des intestins dans la cavité abdominale. Th., Paris, 1857.

BRINTON (William). — On intestinal obstruction. London, 1867.

Bryant (Th.) — De la colotomie. The lancet, 9 janvier 1875.

— On the surgical treatment of intestinal obstruction. The Lancet, 1878, mai-juin.

Bucquoy. — Considérations pratiques sur le traitement de l'invagination intestinale à l'occasion de trois cas guéris par l'électrisation. Journal de thérapeutique, 1878.

— Recherches sur les invaginations morbides de l'intestin grêle, et sur les caractères qui les distinguent de celles du gros intestin. Recueil des travaux de la Société médicale d'observation de Paris, 1857, p. 181.

Cazin. — Etude anatomique et pathologique sur les diverticules de l'intestin. Th., Paris, 1862.

— De la gastrotomie dans l'occlusion intestinale. Bulletin de l'Acad. de méd. de Paris, t. VI, 1877.

Castelain. — De la réduction en masse des hernies. Bull. méd. du Nord, 1872.

Caytau. — Mémoire sur l'iléus ou le volvulus. Revue méd.-chir. de Paris, t. III, p. 200, 1848.

Charpentier. — De l'intervention chirurgicale dans les étranglements internes. Th., Paris, 1870.

Claret. — De l'invagination intestinale et de son traitement. Th., Paris, 1873.

Cossy. — Mémoire sur une cause encore peu connue d'engouement interne de l'intestin. Soc. méd. d'observation de Paris. 1856, p, 50.

Coupland (Sydney) and Henry Morris. — Des rétrécissements de l'intestin et de la statistique prise comme guide du traitement et du diagnostic. British méd. Journ., p. 122, 1878, et Arch. méd., sept. 1878.

Crisp. — De la gastrotomie dans l'obstruction intestinale. In the Lancet, mai 1847. Arch. méd., 1848, 4e série, t. XVI, p. 101.

Cuignet. — Des ponctions capillaires de l'intestin. Bull. méd. du Nord, mai 1875.

Dance. — Mémoire sur les invaginations morbides des intestins. Répertoire gén. d'anatomie et de physiologie pathologiques de Breschet. Paris, 1826.

Daubeuf. — De l'étranglement intestinal. Th. Paris, 1852.

Degive. — De la laparotomie et des principales opérations pratiquées sur les organes abdominaux chez les animaux domestiques.

Mémoire communiqué à l'Académie royale de médecine de Belgique; séance du 28 septembre 1878.

DELAPORTE. — De la gastrotomie dans les étranglements internes. Th., Paris, 1872.

DENARIÉ. — Considérations sur la paralysie intestinale. Th., Paris, 1869.

DESWATINES. — Quelques remarques à propos de certaines occlusions intestinales. Th., Paris, 1857.

DOLIGER. — De l'intervention chirurgicale dans les occlusions intestinales. Th., Paris, 1872.

DUCHENNE. — De l'électrisation localisée.

DUPLAY. — Quelques faits de péritonites simulant l'étranglement interne. Archives générales de médecine, 1876.

DUCHAUSSOY. — Mémoire sur les étranglements internes. Mémoires de l'Académie de médecine de Paris, t. XXIV, 1860.

DURAND. — De l'étranglement interne. La gastrotomie peut-elle être employée pour sa guérison? Th., Paris, 1835.

DUCROS. — Observations d'iléus et de gastrotomie, suivie de considérations sur l'opération dans cette maladie. Arch. gén. de méd., 3e série, t. II, p. 455, 1838.

FAGGE (Hilton). — On intestinal obstruction. Guy's hospital reports, 1869.

FAGGE (Hilton) et HOWSE. — Mémoire sur l'invagination intestinale. Méd. chirurg., transact., 1876, vol. LIX, p. 79.

FAUCON (d'Amiens). — Sur l'étranglement interne ayant pour cause la compression de l'intestin par les tumeurs fibreuses utérines. Bull. soc. chirurg. de Paris, 1873.

— Sur une variété d'étranglement interne reconnaissant pour cause les hernies internes ou intra-abdominales. Arch. méd., 1873.

FLEURY. — Archives générales de médecine, 3me série, t. 1.

FOLET. — Occlusion intestinale, gastrotomie, mort. Péritonite. Bullet. méd. du Nord, n° 3, 1876

FOURNIER et OLLIVIER. — Note sur un cas d'étranglement interne qui fut pris pour un cas de choléra épidémique. Mémoire de la Soc. de biologie. Paris, 1867.

GARNIER. — Note pour servir à l'histoire de la thérapeutique du volvulus; occlusion intestinale. Lyon-Médical, 1877.

Gay (John). — On intestinal obstruction by invagination in transact. of Med. sciences of London, 1862.

Greig (David). — De l'insufflation de l'intestin dans l'invagination. Bulletin de thérapeutique, 1864.

Gorham (John). — De l'invagination intestinale chez les enfants. Guy's hospital reports, 1838, 1re série, vol. III, p. 337.

Gubler. — Du péritonisme et de son traitement rationnel. Journal de thérapeutique, 1876-77.

Guyot. — Obstruction intestinale par accumulation de mucosités. Société médicale des hôpitaux, 1868.

Gueneau de Mussy. — Clinique médicale.

Hévin. — Recherches historiques sur la gastrotomie. Mémoires de l'Académie de chirurgie, 1768, t. IV, p. 201.

— Deuxième mémoire posthume publié par Dézeiméris. Journal des connaissances médico-chirurgicales, 1836.

Heath. — Plusieurs cas de colotomie. British Med. Journ., 1874.

— Leçons clinique sur la colotomie. Brit. med. Journ, 1er déc. 1877.

Henrot (H.). — Des pseudo-étranglements que l'on peut rapporter à la paralysie de l'intestin. Th. Paris, 1865.

— Occlusion intestinale, emploi de l'électricité. Union médicale du Nord-Est, 1876-77.

— Entérotomie rectale. Union médicale du Nord-Est, 1877.

— Etranglement interne. Valeur comparative des différents modes d'électrisation dans l'occlusion et dans la paralysie de l'intestin. Union médicale du Nord-Est, juin, juillet 1878.

Hirschsprung. — De l'invagination intestinale des enfants. Nordiskt méd. Arkiv., Bund. IX, no 25, et Gaz. hebd., 1878, p. 59.

Holmer. Om laparotomi eller enterotomi i Tilfälde of ileus. Nordiskt medicinskt arkiv, t. VI, no 29, 1875.

Houel. — De l'étranglement interne. Paris, 1860. (Mémoire.)

Hutchinson (Jonatham). — De la gastrotomie dans l'invagination intestinale. Med. chirurg., transactions, vol. LVII, p. 31, London, 1874.

— Note on a second case of abd. section for intussusception into the colon. Med. chir. trans., t. LX, p. 99, 1875.

— Notes on intestinal obstruction its diagnosis and treatment. British med. Journal, 31 août 1878.

JOBERT. — Traité des maladies abdominales, p. 185, 1829.

KEER. — Bons effets de la belladone à hautes doses dans le traitement de l'obstruction intestinale. British med. Journ. p. 305, 1878.

KILD. — De la colotomie lombaire. Irish. hosp. gaz., p. 5, 1874.

LABRIC. — De la ponction de l'intestin. Th., Paris, 1852.

LAFFAN. — Indications de l'anus artificiel. The Dublin, Journ. of med. sciences, octobre 1872.

LARGUIER des BANCELS. — Essai sur le diagnostic et le traitement chirurgical des étranglements internes. Th., Paris, 1870.

LANGIN. — Etude critique sur quelques opérations applicables aux occlusions de l'intestin. Th., Paris, 1860.

LAUGIER. — Du diagnostic du siége dans l'étranglement herniaire. Bulletin chirurgical, t. I, p. 245.

LE DENTU. — Des conditions de succès de l'intervention chirurgicale dans l'occlusion intestinale. Journal de thérapeutique, 1876.

LE FORT. — De l'opium substitué aux purgatifs après l'opération de la hernie étranglée. Gaz. hebdom. 1865.

LERICHE. — Note pour servir à l'histoire de l'étranglement interne (emploi de l'électricité et des injections de morphine). Lyon-Médical, 22 juillet 1877.

LEDOUX. — De la congestion pulmonaire comme complication de l'étranglement herniaire. Th., Paris, 1873.

LEICHTENSTERN. — Viesteljahrschrift 5. d. prakt. Heilk., vol. 118 et 119. Prague, 1873-74. Weber, Darm. Invagination.

LÉGER. — Deux observations de volvulus et rapport de Rendu, in Bull. Soc. anat. 1875.

LUTON. — De l'occlusion intestinale. Dict. Jaccoud., 1874.

LYON. — Cases of intestinal obstruction With remarks on operative interference. The Glascow med. Journ., t. V, n° 1, 1872 et Revue de Hayem, 1873.

MACKENZIE. — Remarque sur l'étranglement interne des intestins et sur son traitement. London, med. Gaz., 1848 et Arch. méd., 4ᶜ série, t. XVIII, p. 476, 1848.

MAUNDER. — De l'opération de l'anus artificiel lombaire. Med. times and Gaz., p. 413, t. II.

— Entérotomie, colotomie; six observations. Med. times and Gaz., t. I, p. 113, 1877.

— Obstruction intestinale. Valeur de la marche de l'affection pour le diagnostic du siége. The lancet, t. II, p. 601, 1877.

MASON (Erskine). — Mémoire sur la colotomie lombaire avec six observations. In the american Journal of med sciences, oct. 1873, p. 354-392.

MACLEOD (H.-B.). — Remarques sur l'occlusion intestiuale. British, med. Journ., décembre 1876.

MAUNOURY. — Etranglement interne du canal intestinal. Th., Paris, 1819.

MASSON. — De l'occlusion intestinale et de son traitement par la glace. Th., Paris, 1857.

MÉNARD. — Etude pour servir à l'histoire de l'invagination intestinale. Th., Paris, 1873.

MONY. — Considérations sur l'étranglement de l'intestin par des brides péritonéales. Th., Paris, 1860.

NEUSGEN. — Symptômes et diagnostic de l'occlusion intestinale. Deutsche med. Wochensch. 8 déc. 1877.

NOUET. — De l'occlusion intestinale dans ses rapports avec les inflammations péri-utérines chroniques. Th., Paris, 1874.

PARISE. — Sur le mécanisme de l'étranglement intestinal par nœud diverticulaire. Rapport de Malgaigne. Revue méd. chirurg. t. X, p. 300, 1851.

— Mémoire sur les étranglements par nœud diverticulaire. Bull. méd. du Nord, 1866, et Bull. de l'Académie de méd. Paris, 1851, 1852, t. XVI, p. 373.

PATOIR. — Etude sur le traitement chirurgical de l'occlusion intestinale interne. Th., Paris, 1869.

PETIT (L.-H.). — Des opérations palliatives chez les cancéreux. Bull. gén. thérap., 15 oct. 1878.

PFEIFFER. — De laparotomiâ in volvulo necessariâ. Dissertatio inauguralis. 8 mars 1843, Marbugi.

PÉTER. — De l'étranglement interne. France médicale, 1875, p. 417.

PHILIPPS (Benjamin). — Sur les obstructions intestinales par cause interne et sur les moyens de les combattre. London, Med. chir. transactions, t. XXXI, 1848, et Arch. gén. méd. t. XIX, p. 474, 1849.

PLANQUE. — Sur l'étranglement interne. Th. Paris, 1860.

PRUD'HOMME. — De l'occlusion intestinale incomplète. Gaz. des hôp., 1870.

RAFINESQUE. — Étude sur les invaginations intestinales chroniques. Th., Paris, 1878.

REFRÉGÉ. — Etude sur l'étranglement intestinal à symptômes cholériformes. Th., Paris, 1867.

RENAUD. — Dissertation sur l invagination intestinale. Th. Paris, 1833.

RIEUX. — Considérations sur l'étranglement de l'intestin dans la cavité abdominale et sur un mode d'étranglement non décrit. Th., Paris, 1853.

RICHARD. — De l'opportunité de l'anus artificiel dans les tumeurs du rectum. Th. Paris, 1875.

RILLIET. — Mémoire sur les invaginations intestinales chez les enfants. Gaz. des hôp., 1852.

ROKITANSKI CH. — Sur les étranglements internes des intestins. Medicinische Jahrbücher de 1836 et Arch. gén. méd., 2e série, t. IV, p. 202, 1837. — Sur les étranglements intestinaux (Œsterr. med. Iahrbüch Bd X, et Arch. gén. méd., 3e série, t. V, p. 348, 1839.

SANDS. — On the treatment of intussusception; gastrotomy. New-York, med. Journ., juin 1877.

SAUZEDE. — Sur l'étranglement interne consécutif à une perforation de l'appendice cæcal.

SAVOPOULO. — De l'étranglement interne et de ses traitements. Th. Paris, 1854.

SERVIER. — De l'occlusion intestinale; mémoire couronné en 1870 par la Société médico-chirurgicale de Liége.

STREUBEL. — Contribution au diagnostic et au traitement des étranglements internes de l'intestin. Vierteljahrschrift 1858 et Gaz. hebd. 1859.

STUDSGAARTS. — Corps étranger introduit dans l'S iliaque. Gastrotomie. Guérison. Bull. Soc. chir., 1878.

TEALE (Pridgin). — De la possibilité d'intervenir chirurgicalement in extremis, dans des cas d'occlusion intestinale. The lancet, 2 mai 1874.

— De l'exploration de la cavité abdominale dans les cas désespérés d'obstruction intestinale, lorsque le siége de l'obstacle est inconnu. The lancet, 13 mars 1875, p. 369.

TERRILLON. — Note sur l'algidité et les symptômes cholériformes accompagnant les étranglements intestinaux. Gaz. méd. p. 29, 1875.

TEMPESTI. — Trois faits d'occlusion intestinale et considérations sur la gastrotomie dans les étranglements internes. Florence, 1872.

TESSIER. — Thèse d'agrégation. Paris, 1878. De la valeur thérapeutique des courants continus.

TERRIER. — Gastrotomie pour une hernie ventrale étranglée. Guérison. Bull. soc. chir., 1878.

TESTU. — Occlusion des intestins par cause interne. Th. Paris, 1830.

TILLAUX. — Du traitement des étranglements internes. Bull. gén. de thérapeutique. Paris, 1870.

TRIPIER. — Des indications thérapeutiques dans l'obstruction ou l'étranglement intestinal. Gaz. des hôp., 1863.

TROUSSEAU. — Cliniques de l'Hôtel-Dieu de Paris. De l'occlusion intestinale. T. III, édit. 1873.

VASSOR. — De l'étranglement interne et des opérations qui lui sont applicables. Th., Paris, 1852.

WAGSTAFFE. — Intestinal obstruction, its causes and treatment british, med. Journ., 1874.

WHITALL (Samuel). — De la gastrotomie dans l'occlusion intestinale. New-York, méd. Journ., août 1873·

WORMS. — Obstruction intestinale chez un enfant, guérie par l'inversion du corps. Bull. de la Société de médecine clinique, 1878.

Paris. — A. PARENT, imprimeur de la Faculté de Médecine. rue M.-le-Prince, 29-31

www.ingramcontent.com/pod-product-compliance
Ingram Content Group UK Ltd.
Pitfield, Milton Keynes, MK11 3LW, UK
UKHW022308070726
13614UKWH00002B/612